# Leben mit Borreliose

Ute Fischer
Bernhard Siegmund
mit weiteren Beiträgen von
Karl Hüsing
Dr. med. Lothar Kiehl

## Ideen für mehr
## Lebensqualität

Ein Buch aus dem
Redaktionsbüro Fischer + Siegmund
In den Rödern 13
64354 Reinheim

Fotos:
Ute Fischer: Titel, 10, 11, 31, 44, 49, 53, 54, 89, 93, 96, 97, 100
Bernhard Siegmund: 27, 40
Claudia Siegmund: 78

Das Buch **Leben mit Borreliose** wurde nach bestem Wissen und journalistischer Recherche sowie aus persönlicher Betroffenheit zusammengestellt.

Es ersetzt keinen Arzt-Besuch.

Für Richtigkeit, Wirksamkeit, Dosierungen und Ähnliches wird keine Gewähr übernommen.

ISBN 978-3-8448-1723-2
3. Auflage

© 2013 Ute Fischer + Bernhard Siegmund
Herstellung und Verlag Book on Demand, Norderstedt

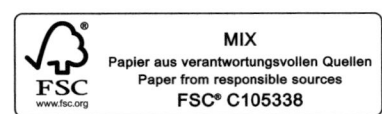

# Inhaltsverzeichnis

# Inhaltsverzeichnis

# Inhaltsverzeichnis

# Inhaltsverzeichnis

# Inhaltsverzeichnis

# Leben mit Borreliose

*„90 Prozent aller Borreliose-Patienten heilen spontan aus"*, ist in Vorträgen und schulmedizinischen Lehrbüchern zu lesen. Diese akademische Lüge beschwichtigt unsere Ärzteschaft und auch unsere Politiker, sich mit chronischer Borreliose zu beschäftigen.

Noch wagen sie es nicht, die Heilige Kuh „Ärztliche Selbstverwaltung" zu schlachten, auch wenn die Anlässe zum Himmel schreien, wie nicht nur mit Borreliose-Patienten umgegangen wird. Auch die dritte Kraft im Staat, die Judikative, macht es sich sehr einfach. Bei Ansprüchen an Therapien, Reha und Rente verschließen sie sich neuem Wissen über Borreliose. Das erinnert an den beharrlichen Glauben, die Erde sei eine Scheibe.

Weil 2005 das erste Borreliose-Magazin mit dem Titel „Leben mit Borreliose" schnell ausverkauft war, verarbeiteten wir 2008 weite Teile dieser Inhalte in einem gleichnamigen Büchlein. Obwohl das in vielen Aspekten noch aktuell ist, erforderte unsere immer größere Sammlung an neuen und zusätzlichen Strategien diese völlig neu bearbeitete Ausgabe.

Wir haben in den vergangenen fünf Jahren sehr viel erfahren und dazugelernt. Kein Tag verging, an dem die seit Jahrzehnten selbst Betroffene Ute Fischer, nicht mit wenigstens sechs bis zehn chronischen Borreliose-Patienten telefonierte. Zwischen den meisten Hilfe-Ersuchen steckten auch viele persönliche Erfahrungen, wie man sich über schlechte Tage hinwegrettet.

Hilfreich waren auch die vielen Gespräche mit den Beratern der bundesweiten Hotline des Borreliose und FSME Bundes Deutschland, die zumeist Borreliose-Selbsthilfegruppen in ganz Deutschland organisieren. Danken wollen wir auch den zahlreichen Betroffenen, die uns mit Briefen und E-Mails mitteilten, wie sie sich ihr Maß an Lebensqualität erhalten und immer wieder erkämpfen. Ja, es geht um Lebensqualität. Sie ist eine der Säulen, um unser Immunsystem stark zu machen. Für ein Leben mit Borreliose.

Ute Fischer + Bernhard Siegmund

# Borreliose - die verleugnete Krankheit

In Deutschland herrscht Borreliose-Krieg. Ärzte gegen Ärzte. Eine Hand voll Neurologen versucht das Meinungsbild der Borreliose zu beherrschen. Mit Beleidigungen gegenüber objektiven Gutachtern verteidigen sie ihre Rechthaberei. In wieweit und wie viel Geld eine Rolle dabei spielt, wird in nicht zu ferner Zukunft aufgeklärt sein.

Mit einer zweifelhaften Leitlinie, deren Quelle in den USA vom Staatsanwalt als korrumpiert entlarvt wurde, versuchen jene Borreliose-Verharmloser die Existenz einer Chronischen Borreliose zu leugnen. Mit gegenseitig zugeschusterten Gutachten täuschen sie Gerichte und fegen Patientenansprüche vom Tisch. Es geht um Geld. Um viel Geld. Gewinner ist die gesamte Versicherungswirtschaft einschließlich Krankenkassen, Berufsgenossenschaften, gesetzliche und private Unfallversicherungen, die Rentenversicherung. Denn ohne Chronische Borreliose können Leistungen und Renten verweigert werden. Die Patienten landen bei Hartz IV oder in der Frührente. Für die Volkswirtschaft kommt das teuer zu stehen.

Gewinner ist die Pharmaindustrie. Zwar interessiert sie sich kaum für Borreliose, denn die dagegen eingesetzten Antibiotika unterliegen keinem Patentschutz mehr und bringen wenig Rendite. Hingegen ist mit den Fehldiagnosen der Borreliose – Multiple Sklerose, Fibromyalgie, Depression – tüchtig Geld zu verdienen. Allein ein Weltmarkt von jährlich mehr als 190 Milliarden US-Dollar nur für Antidepressiva spricht Bände. Obendrein handelt es sich bei den Fehl- oder Verlegenheitsdiagnosen um Indikationen, die im Gesundheitsfonds als schwerwiegend chronisch eingestuft sind, wofür die Krankenkassen zusätzliche Mittel vom Bund verlangen können.

Zusätzlich sorgen Landes- und Bundespolitik mit inkompetenter Berichterstattung für noch mehr Irritationen. Die Forschungsministerin Annette Schavan begründete das Auslassen der Borreliose in ihrem so stolz propagierten Deutschen Zentrum für Infektionskrankheiten als „nicht prioritär".

# Einleitung

Offiziell scheint der Ablauf einer Borreliose von der Diagnostik zur Therapie und Nachsorge in geregelten Bahnen zu verlaufen, behaupten die Funktionäre der Ärztlichen Selbstverwaltung. Jeder Hausarzt könne eine Borreliose diagnostizieren und therapieren. In der Telefonberatung des Borreliose und FSME Bundes Deutschland e.V. (BFBD) hört sich das ganz anders an. Etwa 90 Prozent der jährlich 3.000 Ratsuchenden aus ganz Deutschland fragen – oft im Auftrag ihres Hausarztes – nach einem Spezialisten. Hessen steht nach Bayern und Baden-Württemberg an vierter Stelle dieser Notrufe. Doch vergeblich sucht man in den Arztsuchportalen der Ärztekammer und Kassenärztlichen Vereinigung nach einem Borreliose-Arzt für Kassenpatienten. Als Privatpatient hat man bessere Karten, wenn man bereit ist, ein paar hundert Kilometer zu fahren und selbst zu zahlen. Doch das Risiko, mit unerforschten Mittelchen, mit zweifelhaften Geräten und mit Infusionen für eine Stärkung des Immunsystems abgezockt zu werden, kann nur der informierte Patient abwägen.

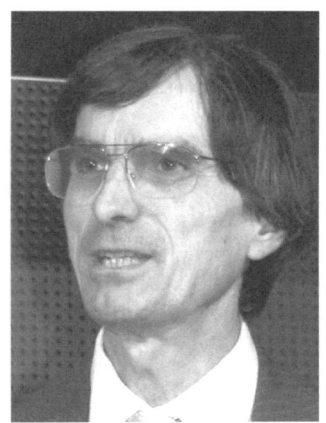

Ärzte unterliegen zwar der Fortbildungspflicht. Doch niemand kontrolliert, ob sie ihr Wissen auf breiter Basis vervollkommnen. Die Infektiologie ist ein Stiefkind, das sich auf Aids und Hepatitis konzentriert. Das Nationale Referenzzentrum Borrelien (NRZ) verbreitet die Parole, dass sich die meisten Patienten ihre Beschwerden im Internet anlesen und erfand die unheilbare „Internet-Borreliose". Stets mit einem breiten Lächeln setzt der Münchner Neurologe Prof. Hans-Walter Pfister mit der „Borreliose-Neurose" noch eins drauf. Alles eingebildet. Ab zum Psychiater.

Bei der Borreliose läuft vieles schief. Schon die Infektion selbst zeigt sich bei jedem Patienten anders. Nur etwa die Hälfte aller Erkrankten bildet eine Wanderröte, topsicheres Zeichen für eine stattgefundene Infektion. Eine Laborbestätigung ist nicht notwendig. Denn Antikörper entwickeln sich erst vier bis sechs Wochen nach Infektion. Sofortige Therapie, ausreichend hoch dosiert und ausreichend lange, verspricht vollkommene Heilung. Doch diese Chance wird häufig vertan, weil sich der Arzt auf Laborergebnisse verlässt. Mehr als 80 Millionen Euro kosten diese überflüssigen Blutuntersuchungen, die mangels Standardisierung einer Lotterie gleichkommen. Auch wenn die Kassenärztliche Bundesvereinigung diese Zahlen neuerdings geheim hält, können wir rechnen und extrapolieren.

NRZ-Leiter Volker Fingerle erklärte schon vor Jahren, dass die meisten der etwa 30 ELISA-Antikörper-Suchtests „miserabel" seien. Er ist aber nicht bereit, die Tests zu nennen, die sein Institut für zuverlässig getestet habe. Aus wettbewerbsrechtlichen Gründen, so Fingerle. Die Kassenärztlichen Vereinigungen verschärfen die Situation dadurch, dass sie ihre Kollegen anweisen, keine weiteren Laboruntersuchungen anzustellen, wenn der ELISA negativ sei. Das bedeutet für viele Borreliosepatienten die Endstation für eine mögliche Heilung. Ihre Beschwerden werden mit Verlegenheitsdiagnosen abgetan. Es wird viel herumoperiert: am Carpaltunnel, Schleimbeutel aus Schulter und Knie, an der Bandscheibe. Und am Ende sind sie chronisch krank.

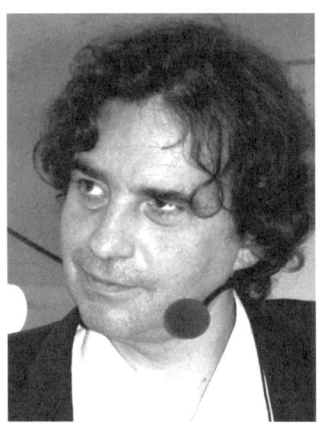

Jedes Jahr töten sich Borreliose-Patienten. Die einen, weil sie die Schmerzen nicht aushalten, andere ersticken an dem Stigma ihrer Ärzte, der Gesellschaft und oft der eigenen Familie, die sie als psychisch krank belächeln. Wenn es nur ums Lächeln ginge, wäre das nicht so tragisch. Aber ihnen eilt der Ruf voraus, sie wollten nur nicht arbeiten oder durch ihre Beschwerden Aufmerksamkeit und Liebe erheischen. Letzteres ist eine Aufgabe für unsere Gesellschaft, die mit Borreliose wahrlich nichts zu tun hat

Borreliose ist eine bakterielle Infektion, die durch Zecken übertragen wird. Wie viele Menschen in Deutschland jährlich an Borreliose erkranken, ist mangels einer generellen Meldepflicht nicht hochzurechnen. Die Schätzungen für 2009/2010 schwanken zwischen 100.000 (Nationales Referenzzentrum Borrelien), 240.000 (Kassenärztliche Bundesvereinigung), 261.763 (AOK Bundesverband), 800.000 (Techniker Krankenkasse) und 1.293.580 (Techniker Baden-Württemberg)

Die Dunkelziffer ist hoch, denn nur etwa die Hälfte der Infizierten reagiert mit einer Wanderröte. Die Symptome sind vielfältig von grippeartigen Kopf-, Muskel- und Nervenschmerzen über Gelenkentzündungen am ganzen Körper bis zu Lähmungen, psychiatrischen Aussetzern, demenzähnlichen Zuständen und Persönlichkeitsveränderungen. Angeblich heilen etwa 90 Prozent der Neuinfektionen im Frühstadium aus, bleiben also zehn Prozent, die in einem chronischen Stadium landen und häufig von ihrem Arzt als austherapiert bezeichnet werden. Die Ärzteorganisation Deutsche Borreliose-Gesellschaft rechnet, dass sich wenigstens eine Million Deutsche mit den Folgen einer Borreliose auseinander zu setzen hat. Die Zahlen des Robert Koch-Instituts von 40.000 bis 80.000 jährlichen Fällen, werden zwar von den Medien jährlich als scheinbar aktuelle gemeldet, sind aber 20 Jahre alt.

# Vom Umgang mit Diagnosen

Nicht nur Borreliose-Patienten, aber ganz besonders Borreliose-Patienten, die sich weder an eine Zecke erinnern noch eine Wanderröte hatten oder sahen, irren im Schnitt drei bis sieben Jahre von Arzt zu Arzt, bis sie eine Diagnose erhalten. Die Diagnose, was auch immer dabei herauskommt, erscheint den meisten wie eine Erlösung, wie eines wichtigen Rätsels Lösung.

Eine Diagnose gibt uns das befreiende Gefühl, dass sich ein bisher verschlossener Korridor vor uns öffnet und dahinter der Weg sichtbar wird, um wieder zu gesunden. Doch die Wirklichkeit sieht anders aus. Nicht nur bei Borreliose, aber ganz besonders bei Borreliose.

Die Liste der Fehldiagnosen einer Borreliose ist lang. Fibromyalgie, Sarkoidose, Uveitis, Bandscheibenvorfall, Wundinfektion, ALS, Multiple Sklerose, Herzrhythmusstörungen mit Notwendigkeit eines Herzschrittmachers, Rheuma, HWS-Syndrom, Karpaltunnelsyndrom, Migräne, Depression. Hierzu verweisen wir auf die Zeitschrift Borreliose Wissen Nr. 23 „Differenzialdiagnosen", in der die Unterscheidungsmöglichkeiten auch für Laien verständlich beschrieben sind.

Nun möchte man seinem Arzt zwar blind vertrauen können. Aber gerade bei einer schillernden Symptomatik wie bei Borreliose ist es wichtig, dass sich der Patient selbst so gut wie möglich informiert, sich Zweit- und Drittmeinungen von Fachärzten einholt und mit anderen Patienten diskutiert. Borreliose ist nun einmal schulmedizinisch schwer vernachlässigt. Bis 2003 wurden in der Ausbildung der Ärzte überhaupt keine Infektionskrankheiten gelehrt. Die Fortbildung für Borreliose in Deutschland wird zum größten Teil von einem Mikrobiologen bestritten, der keinerlei Patientenkontakt hat und selbst nicht therapiert. Forschung findet so gut wie nicht statt. Die medizinische Fachliteratur wird dominiert von wenigen aber gut vernetzten Neurologen, Rheumatologen und Dermatologen, die wider besseres Wissen unbedingt Recht behalten wollen, egal wie es den Patienten dabei ergeht. Auf ihren Kongressen machen sie sich über

Patienten lustig und verunglimpfen die Ärztinnen und Ärzte, die in Sachen Borreliose über den Tellerrand hinaus sehen und zu helfen versuchen.

## Diagnose Burnout

Die Berichterstattungen über Burnout häufen sich. Alle scheinen von einem Hintergrund gesteuert zu sein, der da heißt: Nun haben wir endlich eine etablierte Diagnose, deren man sich nicht schämen muss. Burnout heißt „ausgebrannt", zu tüchtig gewesen, viel gearbeitet, sich nicht geschont, alles für die Firma gegeben, aufopfernd bis zum Verglühen. Danach braucht man eine „Auszeit". Etliche verschwinden für eine Weile von der geschäftlichen oder medialen Bühne und kehren entweder wie Phönix aus der Asche zurück oder man hört nie wieder etwas von ihnen, außer, sie werfen sich vor einen Zug oder springen von einem Hochhaus.

Wie viele davon mögen „nur" eine Borreliose haben? „Mit Borreliose funktioniert man nicht mehr", pflegt es PD Dr. Walter Berghoff speziell Laien zu verdeutlichen, wie Borreliose-Patienten häufig von Heute auf Morgen in ein Loch fallen, aus dem es kein Entkommen zu geben scheint. Die ganze Palette kognitiver Störungen, die Beeinträchtigung des Denkvermögens, die angeblich psychosomatisch erzeugten Schmerzzustände, die Stigmatisierung durch Partner und Familie und dazu die Sorge, wegen Konzentrationsstörungen Fehler zu begehen oder wegen häufiger Krankheitstage und permanenter Erschöpftheit auf die Abschussliste zu geraten, summieren sich zu einem brennenden Floß, das auf einen Wasserfall zutreibt.

Burnout – diese Diagnose klingt wie eine Erlösung. Burnout ist etabliert unter den Berühmten, Reichen und Tüchtigen. Doch wenn es eine Borreliose ist, helfen weder Ruhe noch Abstand und auch kein Berufswechsel. Sie holt uns immer wieder ein, wenn wir uns nicht therapeutisch und mental dagegen stemmen.

## Diagnose Psychisch krank

Eine chronische Borreliose löst bei sehr vielen Patienten eine depressive Stimmung aus. Besonders wenn Wortfindungsstörungen und Gedächtnisverlust hinzukommen, neigen verbal begabte Menschen zu Aggressivität und Verzweiflung, weil sie sich weder am Telefon noch ihrem persönlichen Gegenüber nicht mehr adäquat ausdrücken können. Was passiert da?

Mitten im Satz nimmt der Redefluss eine andere Wendung. Das Satzende passt nicht mehr zum Satzanfang. Dazwischen fehlen wichtige Worte, für deren Ersatz nun Hilfsverben wie tun, machen, haben herhalten müssen. Wer eine gepflegte Wortwahl gewohnt ist, fühlt sich verstümmelt, in eine fremde Sprache gestellt, die man nur fragmentweise beherrscht. Die Folge ist Aggression gegenüber sich und gegenüber denjenigen, denen man sich bemerkbar machen möchte. Auch beim Therapeuten. Wie schnell gerät man dann in die Depressions-Falle.

„Die meisten Betroffenen von Burnout leiden schlicht an einer Depression", so Ulrich Hegerl, Vorstandsvorsitzender der Deutschen Depressions-Hilfe. Alle für die Diagnose einer Depression nötigen Krankheitszeichen lägen auch bei „Burnout" vor, auch das Gefühl der tiefen Erschöpftheit. Kein Wort von Infektionskrankheiten. Es sei irreführend, Selbstüberforderung oder Überforderung als Ursache von „Burnout" zu bezeichnen. Nur bei einer Minderheit der depressiv Erkrankten sei eine tatsächliche Überforderung zu erkennen.

Viele depressive Episoden seien nicht durch Überforderung, sondern durch Verlusterlebnisse, Partnerkonflikte, Umzug aber auch zum Beispiel Beförderung getriggert, so Hegerl. Bei zahlreichen Menschen sei beim besten Willen kein bedeutsamer Auslöser festzustellen. Wie wäre es mit Bakterien? Oder mit Viren? Wie vermeidet man depressive Stimmungen, wenn man Sorge um seinen Arbeitsplatz haben muss, weil man immer und immer wieder krank ist? Wie vermeidet man traurige Gedanken, wenn der eigene Partner nicht an Schmerzsymptome glaubt, die man äußerlich ja nicht sehen kann? Wie soll man seelisch optimistisch bleiben, wenn Therapien keinen Erfolg bringen und der Arzt einem einredet, dass man seine Schmerzsymptome selbst psychisch erzeugt?

Viele Patienten drücken sich vor einer psychiatrischen Therapie, als sei das ehrenrührig.

Das ist falsch gedacht. Solange man diesem Weg ausweicht, gerät man erst recht in die Depressionsfalle. Ein Psychiater ist sehr wohl in der Lage, zu diagnostizieren, ob eine Persönlichkeitsstörung vorliegt oder ob er auf eine Psyche trifft, die durch Krankheit, Hilflosigkeit und fehlender Prognose des Lebens gehandicapt ist. Es ist vermutlich nicht grundlegend falsch, eine depressive Stimmung vorübergehend medikamentös zu entschärfen.

Trotzdem benötigen Lyme-Borreliose und ihre Folgen ursächliche und symptomatische Behandlung und kein Wegdrücken auf Depression.

Bei der Gelegenheit eine Zahl, die nicht häufig genug ins Bewusstsein von angeblich Depressiven ins Kalkül der Überlegungen eingezogen werden kann. Der Weltmarkt-Umsatz für Antidepressiva beträgt derzeit 190 Milliarden Dollar, das ist eine Zahl mit zehn Nullen. Dazu braucht man gewaltige Zielgruppen, die das schlucken und denen das „guten Gewissens" und mit dem Segen der Gesetzlichen Krankenversicherung verordnet werden kann. Die Pharma-Lobby hat hier ganze Arbeit geleistet.

## Wie man Ärzte zum Zuhören bringt

Der Arzt Paracelsus brachte es schon auf den Punkt: „Zuerst heile mit dem Wort, dann mit der Arznei und zum Schluss mit dem Messer." Freilich neigt der Leser nun dazu, dem Arzt den Schwarzen Peter zuzuschieben, weil dieser keine Zeit habe, ihm zuzuhören. Doch ob es zu einem offenen vertrauensvollen Gespräch kommt oder nicht, liegt auch in der Hand des Patienten. Ein Patient, der sich auf das Arztgespräch vorbereitet, erhält auch auf seine Fragen eine Antwort. Vor allem kann er dem Arzt bei der Diagnose helfen, in dem er seine Anamnese lebenslaufartig – nicht länger als eine Seite – mitbringt.

Gerade für chronisch Kranke ist es wichtig, sich vor dem Arztbesuch zu fragen, was man sich davon verspricht. Dazu sollten die gravierendsten Beschwerden notiert sein, ihr Beginn, ob sie schleichend oder urplötzlich begonnen haben. Auch die Beschreibung des Schmerzes hilft weiter. Schmerzen können reißend, stechend, brennend, strömend, punktuell, flächenübergreifend sein. Ist ihnen ein Sturz vorausgegangen oder besonders viel Stress. Wichtig ist, alle Medikamente mit Dosis aufzuschreiben oder mitzunehmen; dazu gehören auch freiverkäufliche Medikamente. Wichtig: Der ganze Beschwerde-Vortrag sollte nicht länger als drei Minuten dauern.

Ärzte neigen dazu, sich mit lateinischen Worten auszudrücken. Manches versteht man vielleicht, aber nicht alles, auch nicht alle Zusammenhänge. Dann muss gefragt werden. Man muss es dem Arzt sagen, wenn man Antipathien gegen bestimmte Wirkstoffe und Therapien hegt. Vieles lässt sich erklären und löst die Zweifel. Manche Zweifel sind durchaus angebracht. Den wenigen Ärzten, die wegen solcher Zweifel beleidigt sind, sollte man nicht mal einen Schnupfen anvertrauen. Auch der Arzt muss es merken, wenn der Patient zwar ja sagt, sich aber nervös die Hände knetet und damit Zweifel erkennen lässt, ob er diese oder jene Therapie-Maßnahme durchführen wird.

## Fünf Tipps für Patienten

Nicht zu gemütlich auftreten, sonst denkt der Arzt, Sie benützen Ihnen als Freizeitgestaltung. Dazu hat er keine Zeit.

Sich auf die wesentlichen Symptome beschränken.

Keine Selbst-Diagnosen mitbringen, schon gar nicht aus dem Internet.

Nebensächliches weglassen, sich nicht als Semi-Mediziner verhalten.

Bei wichtigen Arztbesuchen begleiten lassen.

## Wie Ärzte über chronisch kranke Patienten denken

Im Jahr 2010 schrieb ein amerikanischer Arzt an Patienten mit chronischer Krankheit so ehrlich und aufrichtig, dass wir davon alle nur lernen können.

Chronische Patienten machen Ärzten Angst. Sie wollen Krankheiten heilen, Leben retten oder wenigstens ein Lob hören, dass es nun besser geht. Aber chronische und nicht heilbare Krankheiten stemmen sich häufig gegen Heilung. Das frustriert auch den Arzt und manchmal wird er wütend auf Patienten, weil sie ihm die Grenzen der Medizin aufzeigen. Auch Ärzte wollen nicht mit Problemen konfrontiert werden, die sie nicht lösen können, zum Beispiel Schimmel in der Wohnung, zänkische Nachbarn, die das Immunsystem herunter regulieren.

**Also vorher überlegen, was man ihm vorträgt.**

Ärzte wollen sich mit Krankheiten beschäftigen, die heilbar sind. Sie brauchen die Illusion, dass sie die Kontrolle und die Macht über die Krankheit besitzen. Sie wollen Patienten retten oder zumindest beeindrucken. Ein Hausarzt warf seine langjährige Privatpatientin kurzerhand aus der Praxis, als er begriff, dass sie steuerte, welche Arztbefunde er von Fachärzten erhalten sollte und welche nicht. Mangelndes Vertrauen sollte man also besser verstecken oder so dosieren, dass es der Arzt nicht als Misstrauen begreift.

Ärzte sind sich darüber im Klaren, dass Patienten häufig mehr über ihre Krankheit wissen, als sie. Auch das macht ihnen Angst. Wenn man diese Tatsache ignoriert, wird das die Hilfe, die man vom Arzt erwartet, weiter begrenzen. Zu forsches Auftreten schadet dem Arzt-Patienten-Verhältnis, denn der Arzt ist gewohnt, dass er empfiehlt, in welche Richtung man gehen soll.

Der Arzt erwartet Respekt, auch wenn nicht alle Ärzte respektvoll mit Patienten umgehen. Nicht nur in seinem Unterbewusstsein ist er der Halbgott in Weiß. Wer ihm diese Illusion zerstört, kann nur auf wenig Partnerschaft hoffen. Von wegen „gleiche Augenhöhe". Gibt es nicht oder nur, wenn man im gleichen Tennisclub spielt oder regelmäßig am gleichen Stammtisch Bier trinkt.

Die Mehrheit der Ärzte will ihren Patienten wirklich helfen und sie gut behandeln. Sie haben hart gearbeitet und sind mit dem Aufbau einer Praxis ein großes finanzielles Risiko eingegangen. Sie haben Familie, Hypothekenzinsen und in jungen Jahren regelmäßige Raten für die Praxiseinrichtung zu leisten. Wenn sie etwas verordnen, was die Kasse nicht bezahlt, zahlen sie es selbst. Wie auch in anderen Berufen stehen sie mit einem Bein im Gefängnis. Wenn sie Fehler begehen, geht es nicht selten um Leben oder Tod. Zusätzlich droht ihnen die Kassenärztliche Vereinigung mit Regress, wenn sie ihren Patienten mehr als das Übliche angedeihen lassen. Einige Borreliose-Ärzte haben deshalb das Handtuch geschmissen, behandeln nur noch privat.

Borreliosepatienten haben häufig eine Arzt-Odyssee hinter sich. Sie suchen nach Spezialisten, die es mit ganz wenigen Ausnahmen gar nicht gibt. Bei jedem neuen Arzt erwarten sie, dass dieser gleich alles versteht und den Werdegang der Infektion als normal begreift. So ist das aber speziell bei der Borreliose nicht. Jede Borreliose trifft auf ein individuelles Immunsystem und auf individuelle Vorschädigungen. Zudem sind es unterschiedliche Borrelien und fast immer noch zusätzliche Erreger oder Stoffe, die eine Heilung oder Besserung verhindern oder verzögern. Deshalb ist es sinnvoll, sich einen Hausarzt zu suchen, der einen über Jahre begleitet und mit dem Patienten lernt, die Krankheit zu verstehen. Dabei muss man manchmal auch ein paar Kröten schlucken oder eher IGeL (individuelle Gesundheitsleistungen).

Zu Notärzten sollte man wirklich nur in absoluten Notfällen gehen. Ihr Job ist es, zu entscheiden, ob man in ein Krankenhaus muss, eine Notfallbehandlung benötigt oder wieder nach Hause geschickt werden kann. Ihr Fachgebiet ist auf notfallärztliche Behandlung spezialisiert. Sie können einen Kreislauf stabilisieren, einen Bruch vorläufig schienen, eine Wunde versorgen, aber es ist müßig, mit ihnen über Borreliose diskutieren zu wollen. Das gilt auch für jeden Arzt, bei dem man sich in die Sprechstunde drängelt. Er wird versuchen, diesen Patienten so schnell wie möglich loszuwerden.

Ärzte frustriert auch, wenn Patienten mit einer chronischen Erkrankung nicht in kontinuierlicher Behandlung bleiben, sondern „fremdgehen" und erst nach langer Zeit mit einer neuen Latte von Beschwerden wieder auftauchen. Auch die Unsitte, auf einem Symptom-Fragebogen alle oder die meisten Symptome anzukreuzen, nach dem Motto: Je mehr, umso überzeugender ist die Diagnose, bewirkt nur das Gegenteil.

Nichts gegen eine Liste, auf der man seine Hauptprobleme notiert, damit man nichts vergisst. Aber man sollte wirklich nicht erwarten, dass der Arzt alle Probleme auf einmal lösen könne.

Auch Ärzte sind „nur" Menschen mit all der Dummheit, Widersprüchlichkeit, Fehlbarkeit und kognitiver Überlastung. Sie erwarten Nachsicht, wenn sie nicht schnell genug Ereignisse in der Patientenakte wiederfinden, die dem Patienten aber wichtig sind: das Erythema migrans damals vor vier Jahren, die Behandlung mit Doxycyclin, 200 oder 300 mg? Und wie lange? Sie erwarten Verständnis, dass sie nicht jedes Detail behalten können, wenn sie alle sieben bis zehn Minuten einen anderen Patienten vor dem Schreibtisch sitzen haben. Und nicht jeder hat chronische Borreliose.

# 30 Jahre Borreliose

Niemand spendiert mir eine Urkunde. Der Arzt, der die frühe Diagnose versumpft hat, ist tot. „Unsere Zecken haben so was nicht" säuselte er und schickte mich in die Rheumaklinik. „Sie haben **Polyarthritis**, glauben Sie mir", besänftigte er mich, obwohl ich ihm von mehreren Zeckenstichen und roten Kreisen am Knie erzählt hatte. „Ich übernehme die volle Verantwortung", beruhigte er mich und „wir kriegen Sie schon wieder auf die Beine". Auf Krücken kam ich in der Klinik an und nach sechs Wochen wieder nach Hause, noch immer auf Krücken. Ich hätte eine milde Form einer **Psoriasisarthritis**, diagnostizierte die Rheumaklinik. Darauf sprang auch mein Hausarzt und behandelte mich über viele Monate mit einem Rheumamittel, ohne dass ich Linderung verspürte. Ich riet meinem, damaligen Lebensgefährten, er solle sich besser eine gesunde Partnerin suchen, mein Schicksal sei nun durch diese Krankheit besiegelt. Er tat es Gott sei Dank nicht. Und der Hausarzt kann froh sein, dass er tot ist. Ich würde ihn jeden Tag in seiner Praxis aufsuchen und ihm eine Ohrfeige geben für das, was er mir angetan hat. Chronische Borreliose.

30 Jahre Borreliose. Der Weg zur wahren Diagnose war steinig, schleimig, durchsetzt von Lügen, Unfähigkeit, die mich wie herabstürzende Felsbrocken blockierten, immer wieder unterbrochen von Abgründen mit noch schrecklicheren Diagnosen wie **Morbus Bechterew, Depression, Multiple Sklerose, Alzheimer, Krebs** und das alles sich zäh verlängernd durch unnötige Umwege wie zahllose überflüssige Operationen an Schulter, Knie, Handgelenk.

Nahezu unzählig auch die Methoden und Apparate, die an mir ausprobiert wurden: Akupunktur, Magnete, Rüttelmatratze, Zapper, Elektrotherapie, Dorn-Massagen, Feldenkrais, Photonen, verschiedene Psychotherapien. Was es nicht alles gibt für uns Privatpatienten.

Mehrfach wurde ich zu einer zweiten Meinung geschickt und wurde das Gefühl nicht los, dass hier der Golf-Freund auch etwas mitverdienen sollte. Und vor allem: immer wieder Labor, Labor, Labor. Ein Professor an der Uni Frankfurt, eigentlich Lungenfacharzt aber zwischen den Jahren als Notdienst in der Frankfurter Uniklinik für infektiologische Notfälle eingeteilt, entließ mich nach zahlreichen unnützen Laboruntersuchungen mit der Empfehlung für ein **pflanzliches Abführmittel.**

Der leitende Neurologe einer universitären Klinik führte mich einer psychiatrischen Kapazität zu, der mich spontan – „da hat glücklicherweise gerade jemand abgesagt" - für sechs Wochen in eine geschlossene Therapiegruppe einbringen wollte. Verdacht auf **ödipalen Konflikt.** Er hatte mich wohl schnell als agilen, experimentierfreudigen Stimmungsmacher für eine Gruppe depressiv gestimmter Introvertierter ausgemacht. Der Braten war leicht zu riechen. Und dabei glauben die meisten Kassenpatienten, man habe als Privatversicherter bessere Karten.

30 Jahre Borreliose. Ich mag nicht zusammenrechnen, für wie viel zigtausend DM und Euro Medikamente in mich gepumpt wurden, immer in der Hoffnung, dass dies der Durchbruch sei. Ich mag die Tage nicht zählen, an denen ich mich unter Schmerzen zur Arbeit geschleppt habe, aus Sorge, ich hätte eines Tages keinen Job mehr. Ich vergesse auch nicht jene Nächte, in denen die Borrelien Dauerläufe durch meine Arme und Beine veranstalteten, sich zur Party in meinem Hinterkopf trafen und in meinem Nacken Tauziehen veranstalteten. Ich weiß wie es ist, wie ein Thunfisch in der Dose „im eigenen Saft" im Bett zu erwachen oder wie ein aufgespießter Wurm, ahnend, dass jede Wendung und Umlagerung höllische Schmerzen bereiten würden. Ich vergesse nie die Stromstöße, die mir durch Rücken und Hinterkopf schossen, das Gefühl einer warmen Dusche auf dem Fußrücken mitten auf der Straße. Ich kenne die Schmerzen von Schleimbeutelentzündungen in Schultergelenken, dass man seinen Arm trägt wie eine chinesische Vase, sehr vorsichtig. Und mehr als einmal entdeckte ich mich auf der Straße unterwegs zu einem Ziel, das mir entfallen war. Ab und zu sackt mir ein Bein weg. Sekundensache. Noch bin ich nicht gestürzt.

30 Jahre Borreliose. Das ist mehr als eine ganze Generation an Jahren, die prägt. Mein Symptom-Tagebuch füllt einen dicken Ordner, obwohl ich wirklich nicht jeden quer liegenden Pups eingetragen habe, sondern nur die mein Arbeiten und mein privates Leben beeinträchtigenden Beschwerden.

30 Jahre Borreliose. Ich bin von Kopf bis Fuß durchoperiert. **Dreizehn Narben** zeugen vom Herumprobieren, vom Beweisen-wollen, dass ich an etwas anderem leide als einer Borreliose. Kein Nachweis von Borrelien in den Lypomen am Oberbauch, keiner in den Schultern, keiner in der Gelenkflüssigkeit des Knies. Mehrmals wurden histologische Untersuchungen unterlassen, weil das Labor die Sauklaue des Operateurs nicht entziffern konnte. So landeten die Biopsien im Müll. Für einen Brief und Rechnung reichte es, aber nicht für einen Telefonanruf im Ortsnetz.

Nie habe ich an Selbstmord gedacht, wie einige, von denen man jedes Jahr erfährt. Wenn es darum geht, sich Zugang zu besonders kompetenten Ärzten zu verschaffen, ist es sicher ein Vorteil, Privatpatient zu sein. Man bekommt den schnelleren Termin und man erhält vielleicht ein bisschen mehr Aufmerksamkeit. Privatpatienten sind wichtig, denn sie finanzieren die Kassenpatienten mit, deren Behandlung sich der Arzt sonst gar nicht leisten könnte. Dem Privatpatienten wird zwar bereitwilliger eine Infusionstherapie verordnet. Auch über Dosierung und Länge der Therapie darf verhandelt werden. Aber für beide ist eines gleich: Es gibt keinen Stand der Medizin, auch nicht nach 30 Jahren.

Es ist sicher ein Vorteil, wenn man mit Borreliose nicht in **Sachsen** lebt oder in **Bayern** oder in **Baden-Württemberg**, Merkwürdigerweise spielt sich in diesen Bundesländern, wo sich vermutlich die meisten Borreliosen summieren, das größte Übel ab, was kompetente Ärzte betrifft und fortgebildete objektive Gutachter. Speziell in diesen Ländern maßen sich einige wenige Professoren an, als Spezialisten für Borreliose zu gelten. Ihre Namen geistern wie Alpträume durch Gutachten für Berufsgenossenschaften. In der Art wie Saunafreunde empfehlen sie sich gegenseitig und nacheinander als Schiedsinstanz, im Voraus wohl wissend, dass der empfohlene Kollege die eigene Meinung nur bestätigen wird: Ohne positiver Liquor keine Borreliose. Vielleicht zahlen sie sich gegenseitig Provision? Empfiehlst Du mich, empfehl' ich Dich. Vielleicht trifft man sie irgendwo mal gemeinsam in einem Luxushotel, wo sie die Pfründe ihres Tuns mit lockeren Mädchen lustvoll verhökern?

Von **Mafia-Methoden** wird gesprochen. Einem Arzt bei Hannover bot die Pharmaindustrie mindestens zehn Millionen Euro an, wenn er sich verpflichte, keine Borreliosepatienten mehr zu behandeln. (Quelle: „Anklage unerwünscht", Eichborn-Verlag) Weil er nicht mitmachte, so glaubt er, nahmen ihn eine örtliche Krankenkasse und die Staatsanwaltschaft ins Visier.

Er wurde abgeführt wie ein Schwerverbrecher, sogar in der Untersuchungshaft an Händen und Füßen gefesselt. Die Patientenakten beschlagnahmt. Die Praxis ist inzwischen aufgelöst. Angeblich arbeitet er im Untergrund und betreut wohlhabende Ausländer.

30 Jahre Borreliose. Ich gebe keine Party, obwohl mich sicher einige um meine Lebensqualität beneiden. Ich gehe drei Mal die Woche Joggen oder Nordic Walken. Wenn nicht ab und zu mein Sprunggelenk Theater machen würde, wäre ich schon längst einen Marathon gelaufen. Dabei begann ich erst vor 15 Jahren mit dem Laufen. Ich rauche nicht. Damit habe ich ein halbes Jahr vor der Borreliose aufgehört. Gut so, es hätte etlichen Behandlern als Indiz für das Nichtanschlagen der Therapie gedient. Ich bin auch nicht übergewichtig. Trotzdem wurden meine Kniegelenkschmerzen schon in den 40-ern auf degenerative Geschehen zurückgeführt. Was wäre gewesen, wenn ich 20 Pfund zu viel auf der Waage gehabt hätte? Meine Blutwerte sind – abgesehen von den Borrelien-IgM und -IgG – unauffällig. Man konnte meine Beschwerden also auch nie lapidar auf meine Lebensführung abwälzen. Sogar meine Leber- und Cholesterinwerte sind im Normalbereich.

30 Jahre Borreliose. Was mache ich anders als andere? Ich schone mich nicht, sondern arbeite 70 Stunden die Woche. Aufkeimende Gelenkentzündungen bekämpfe ich mit Entzündungshemmer. Ich brauche sie selten, aber ich habe sie immer in meiner Hausapotheke, um sie einzuwerfen, wenn ich den Kopf nicht drehen kann, alle vier bis sechs Wochen für zwei, drei Tage. Ich benutzt die Darreichung „dispers"; die soll magenfreundlicher sein, weil sie in Wasser aufgelöst genommen wird. In den letzten Jahren reichte es aus, aufkeimende Krankheitsschübe mit hochdosierten oralen Kurztherapien zu besänftigen. Wenn dadurch Gelenkschwellungen nicht zurückgingen, half mein Doc mit einer Kortisonspritze nach.

Ich ernähre mich maßvoll und von hoher Lebensmittelqualität, was nichts mit Geld zu tun hat. Seit wir uns für Lebensmittel interessieren, die Lebensmittelmesse ANUGA besuchen und Einblick in die Vielfalt von Convenience-Produkten der Gastronomie nehmen konnten, essen wir nur in Fällen großer Not im Restaurant und nichts, was aus zerkleinerten Grundnahrungsmitteln besteht.

Doch das Wichtigste, glaube ich, ist, die Selbstheilungskräfte einzuschalten. Jeder hat es schon beobachtet, dass sich Schmerzen verstärken, wenn man sich auf sie konzentriert, wenn man regelrecht darauf wartet, dass sie stärker werden. Es geht auch anders herum. Aber das ist ein anderes Kapitel, das mit dem Bewusstsein zu tun hat. Siehe Seite 44

*Ich kenne viele Menschen in meinem Alter, denen es viel schlechter geht als mir, und sie haben keine Borreliose. Ich könnte trotzdem ganz gut darauf verzichten.*

## Das Immunsystem

Wenn es um Selbstheilungskräfte geht, steht unser Immunsystem an erster Stelle. Es kann schädliche Eindringlinge wie Bakterien und Viren eliminieren und es bekämpft veränderte, gefährlich gewordene Zellen des eigenen Organismus. Freilich gibt es auch Zustände, wo das Immunsystem überreagiert und Überempfindlichkeiten wie bei Allergien ausbildet oder gegen gesunde Zellen rebelliert. Aber das ist eine andere Baustelle.

Das Immunsystem ist ein Netz komplexer Abwehrstrukturen und grob aufteilbar in eine durch Geburt mitbekommene Abwehr und einen Teil von Fähigkeiten, die wir später erwerben. Die Fähigkeiten beider Abwehrsysteme verweben sich untrennbar miteinander.

Das natürliche, angeborene, unspezifische Immunsystem funktioniert sofort nach der Geburt und ohne Anlaufzeit. Es ist breit wirksam, lernt aber nicht hinzu. Zur Abwehr setzt es Phagozyten (Fresszellen) und natürliche Killerzellen ein. Das funktioniert beim Kind nur etwa die ersten sechs Monate. Dann ist dieses Immunsystem erschöpft und überfordert durch die Vielzahl der Erreger. Die Infektanfälligkeit des Kindes steigt. Doch in dieser Zeit lernt das erworbene, auch adaptive oder spezifische Immunsystem bereits, wie es Eindringlinge abwehren kann. Man nennt sie Antigene, gemeint sind damit alle Körper, Teile von Körpern oder Substanzen, die eine Immunreaktion auslösen.

Das Immunsystem kann man fördern, aber auch ausbremsen. Immundefekte entstehen durch äußere Einwirkungen wie Infektionen und Verbrennungen. Operationen und Narkose schwächen das Immunsystem für Tage, manchmal Wochen. Bestimmte Medikamente wie Kortison (Immunsuppressiva) und der Wirkstoff Phenytoin (gegen Epilepsie) beeinträchtigen das Immunsystem, solange sie eingenommen werden. Auch Stress ist ein Risikofaktor für das Immunsystem. Er behindert das Denkvermögen, macht dick und anfällig für Erkältungen. Einer der wichtigsten Gründe dafür ist Schlafmangel. Schlaf ist die Tankstelle für unser Immunsystem. Dauerhafter Schlafentzug, noch dazu Schmerzen, Zukunftssorgen, Trennung und Tod, Kränkung und Mutlosigkeit führen in eine Abwärtsspirale. So kann man nicht gesund bleiben. So kann man nicht gesund werden. Diese Spirale wieder aufwärts zu richten, erfordert eine Umstellung des Denkens und der Lebensgewohnheiten. Es sind keine übernatürlichen Kräfte dafür notwendig und auch keine besonderen Geldmittel. Ein gutes Immunsystem kann man nicht kaufen; man muss es sich erarbeiten.

**Was das Immunsystem hemmt**

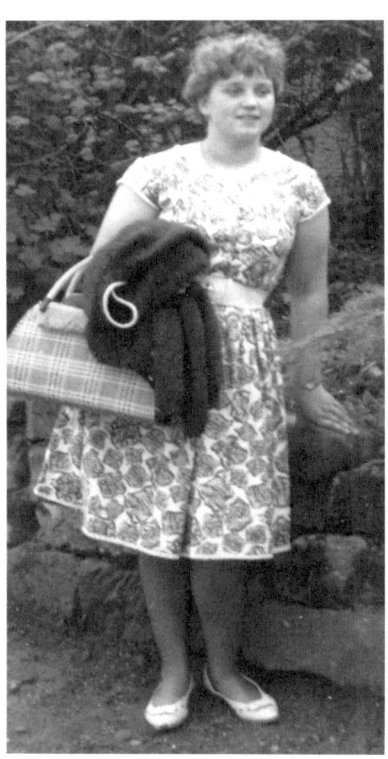 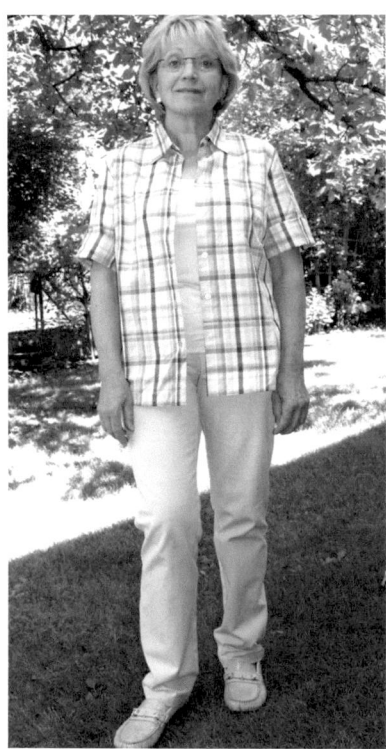

### Übergewicht

Ute Fischer war ein dickes Kind, ein fetter Teenager und noch als junge Frau ein Pummel von 85 Kilogramm bei 1,67 Meter Größe. Bis zu ihrem 30. Lebensjahr haderte sie mit ihrer Figur, bis sie sich beruflich selbständig machte und fortan nicht mehr auf Fastfood und Restaurantessen angewiesen war, sondern nun selbst für ihre Ernährung sorgte. Die in der Kindheit gebildeten Fettzellen lechzen auch heute noch, mit über 60 Jahren, danach, sich vollsaugen zu dürfen. Soviel zur Einleitung in ein Thema, das gerade wieder von der voluminösen Tine Wittler (RTL „Einsatz in vier Wänden") auf einer ganzen Seite der Frankfurter Rundschau zelebriert wurde, allerdings auf eine Art und Weise, die jeden Dicken im Teufelskreis seiner Gefühle und Gelüste festklammert.

Nein. Dick ist weder schön noch eine Geschmacksfrage. Dicksein belastet das Leben. Dicksein belastet den Körper und die Seele und vor allem das Selbstbewusstsein. Nach dicken Schönheitsidealen zu forschen wie Tine Wittler heißt doch nur, nicht mehr auffallen und sich verstecken zu wollen. Auch Ute Fischer lief als Zwölfjährige selbst an heißen Sommertagen mit einem Mantel herum, um sich zu verhüllen. Die Kinder und sogar der eigene Bruder riefen „Specksack" und „Fette Sau". Und ihr Vater beantwortete Fragen, womit er sie denn so schön rund bekomme, mit „Krafts Schweinemastfutter". Und alle lachten.

Damals wusste man als Normalbürger zu wenig über Lebensmittel. Diese Generation war froh, dass die Hungerjahre vorbei waren. Unkritisch wurde hineingestopft, was neu war und gut schmeckte. Von Kalorien oder Joule war erst zehn Jahre später die Rede. Ende der 60er Jahre erfand die Zeitschrift Brigitte die Brigitte-Diät. Sie gilt noch heute als eine der wirksamsten Essempfehlungen, bei denen es zu keiner Mangelernährung kommt.

Allerdings funktioniert sie nicht als temporäre Diät, sondern als Auftakt zu einer dauerhaften Ernährungsumstellung. Was hat das mit Borreliose zu tun?

Beispiel: Kommt eine übergewichtige Patientin zum Arzt und jammert über ein schmerzendes Knie oder über Rückenschmerzen. Selbst wenn die Symptome zehn Mal von einer Borreliose herrühren, verstärken sich die Beschwerden durch den Druck des Gewichts. Abgesehen davon läuft man Gefahr, dass die Borreliose gar nicht ernst genommen wird, solange man das Übergewicht als Zusatz-Symptom mitliefert. Geht es gar um Ansprüche gegen eine Versicherung, liefert Übergewicht die Gegenargumente für den Gutachter. Die Beschwerden werden auf übermäßigen Verschleiß geschoben.

Es geht weiter. Übergewicht behindert sportliche Betätigung, wie sie für ein gutes Immunsystem nötig ist. Ein schwergewichtiger Mensch kann nicht joggen. Selbst das Walken mit zwei Stöcken wird zur Qual und bremst die gute Absicht aus, bevor man sie in die Tat umsetzen kann. Auch das Schwimmen, das einen Teil der Schwerkraft aufheben könnte, scheitert oft daran, dass man sich „so" nicht sehen lassen möchte. Fahrrad Fahren ist mit Übergewicht Schwerstarbeit, vor allem bergauf. Zudem vergrößert zu hohe Last auf dem Rad das Risiko von Rahmen- Gabel- und Speichenbruch. Wandern mit dicken Oberschenkeln beschert aufgeriebene Haut. Außerdem kommt man schnell aus der Puste, weil man ja sein Übergewicht mittragen muss. Alleine zehn Kilogramm zu viel sind 40 Pakete Butter.

Übergewicht macht unglücklich. Da kann man sich in die Tasche lügen, wie man will. Jedes einzelne Kilo weniger spürt man auf der Treppe. Jedes Kilo weniger ermutigt, sich selbstbewusster zu geben, nach Draußen zu gehen, vielleicht in einen Sportverein und sich zu bewegen. Jedes Kilo weniger verleiht den Körperbewegungen mehr Dynamik und dem Gang mehr Spannkraft und Jugendlichkeit. Jedes Kilo weniger signalisiert nach Außen, dass man seinen Körper liebt und sorgsam und intelligent mit ihm umgeht. Der Umkehrschluss muss deprimierend sein.

Abnehmen bedeutet nicht, zu hungern. Im Gegenteil: Dicke Leute essen zu wenig von Lebensmitteln und stopfen sich stattdessen mit „Totmitteln" voll. Der Fernsehjournalist Hans Mohl forderte bereits in den 70er Jahren auf, das „Richtige" zu essen. Damals ahnte man allerdings noch nichts von den Auswüchsen des heutigen Fastfoods und den teuflischen Kreationen industrialisierter Nahrungsmittel. Mehr darüber auf Seite 33.

## Rauchen

Wer seit vielen Jahren raucht und dabei chronisch krank ist, hat sowieso einen Webfehler. Ihm wird auch dieses Büchlein nicht helfen. Rauchen bremst das Immunsystem aus. Der Rauch von Zigaretten, Zigarren und Pfeifen gehört zu den schlimmsten Feinden der Schleimhäute. Sich als nur Gelegenheitsraucher aus dieser Verantwortung vor sich selbst zu stehlen, ist ein Denkfehler. Bei jedem Geschlecht und jedem Alter gilt als einfachste Abwehr gegen Bakterien und Viren die Pflege der Schleimhäute. Sie sind die äußerste Barriere des Immunsystems.

Selbst kurzfristige Einwirkung von Rauch setzt sich sofort auf die Bronchialschleimhäute und Augenschleimhäute nieder und führt zu Reizungen, selbst wenn man sie anfangs nicht spürt. Bereits 1986 klärte eine Studie von Petitti und Kipp in Kalifornien den Zusammenhang zwischen Rauchen und dem Immunsystem. Unter den rund 62.000 Teilnehmern befanden sich 16.000 Raucher, 14.000 ehemalige Raucher und 32.000 Menschen, die noch nie geraucht hatten. Die Auswirkungen des Rauchens untersuchte man am Status der Leukozyten (weiße Blutkörperchen). Raucher hatten die höhere Zahl an Leukozyten. Je mehr Zigaretten sie rauchten, umso höher war der Wert der Leukozyten. Nun muss man wissen, dass Leukozyten die Polizei des Blutes sind. Sie sind an der Abwehr von Fremdstoffen und Krankheitserregern beteiligt. Ihre erhöhten Werte kennzeichnen eine Auseinandersetzung des Körpers mit Entzündungen, die nicht von Bakterien und Viren ausgelöst sind.

Nun könnte man meinen, dass diese erhöhten Leukozyten-Werte gar nicht ungünstig seien, weil sie ja Erreger eliminieren sollen. Sie sind aber auch ein Hinweis, dass das Immunsystem von Rauchern unter erhöhter Belastung steht. Wenn diese Belastung ansteigt, stimmt die Balance zwischen Belastung und Abwehr nicht mehr. Wenn sich das Immunsystem nun immer mehr anstrengt, um diese höhere Belastung durch Schadstoffe auszugleichen, sind seine Reserven früher oder später erschöpft.

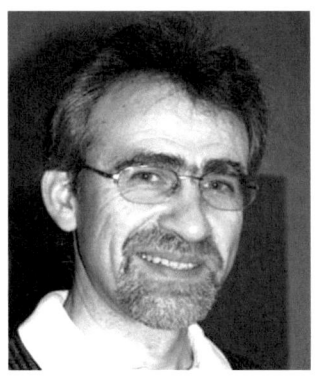

Hans-Peter Gabel, erfahrener Borreliose-Arzt aus Wolfenbüttel schreibt in seinem Buch zum Stichwort Therapieversager: „Das Hauptproblem ist jedoch die Blockierung des Immunsystems durch das Rauchen. Die tausend verschiedenen Stoffe, die durch das inhalative Rauchen dem Körper zugeführt werden, beeinträchtigen massiv das Immunsystem, das so schon bei der Bekämpfung der Borrelien Probleme hat."

Auf Tagungen der Deutschen Borreliose-Gesellschaft steht das Thema Rauchen als Grund für Therapieversager und dadurch Chronifizierung regelmäßig auf der Tagesordnung. Kaum ein Vortrag, in dem die Unvernunft vieler Patienten nicht thematisiert wird.

## Stress

Beziehungen zwischen Stress und erhöhter Krankheitsanfälligkeit sind heute kein Geheimnis mehr. Die gleichen Erkältungsviren, die an dem einen, mit sich zufriedenen Menschen abprallen, bringen den unzufriedenen zu Fall. Eine Vielzahl von Studien bewies, dass akuter Stress, auch Prüfungsstress, der länger als einen Moment andauert, das Immunsystem sofort in die Knie zwingt. Kein Wunder, dass Menschen mit Angst um ihren Arbeitsplatz krankheitsanfälliger sind als solche, die sich ihrer Wertschätzung als Mitarbeiter oder Lieferant sowie ihres guten Einkommens gewiss sind. Auch das eine Abwärtsspirale.

Zank, Neid und Missgunst sind ebenfalls starke Räuber am Immunsystem. So wie jedes Lächeln ein Schritt zum Gesundwerden ist, ziehen negative Gedanken Energien von unseren Selbstheilungskräften ab. Hass schmerzt körperlich. Das Gefühl, man wird über den Tisch gezogen oder ausgenutzt, schlägt auf Geist und Magen. Rachegelüste und Mördertheorien lähmen die Atmung und lassen Muskeln dauerhaft verkrampfen. Irgendwann machen sich die Symptome selbstständig und vergehen auch nicht in schönen Lebensmomenten. Wie ein Krake klammert sich die Krankheit fest.

Borreliose an sich führt in vielen familiären, beruflichen und gesellschaftlichen Beziehungen zu kaum beherrschbaren Stresssituationen. Die an Borreliose erkrankte Mutter liegt oft erschöpft auf dem Sofa, während die Kinder mit ihrer faulen Mutter hadern. Nie geht sie mit ihnen Radfahren oder unternimmt etwas. Die erfolgsbetonte Ehefrau bezeichnet ihren an Borreliose erkrankten Mann als Versager. Früher oder später beginnt er zu trinken. Sie sucht sich einen Liebhaber und begründet das damit, dass sie sich vernachlässigt gefühlt habe. Es kommt zur Scheidung; dann bringt er sich um.

Das wohl stärkste Stresserlebnis ist der Tod eines geliebten Ehepartners. Noch nach zwei Monaten lahmt das Immunsystem mit seiner Arbeit. Besonders bedroht sind auch stark Depressive, weshalb es hilfreich sein kann, vorübergehend ein Antidepressivum einzunehmen, um den inneren Stress abzubauen. Auch einfache Trennungserlebnisse und Schichtarbeit mit unakzeptablen Schlafbedingungen können Stress aufbauen. Viele dieser Stresssituationen sind von einfachen Menschen nicht mehr zu analysieren und nicht zu bewältigen. Sie benötigen professionelle Hilfe auf dem Weg, sich mit Umdenken, Gelassenheit, manchmal neuer Bescheidenheit ein Umfeld zu bauen, das sie nicht krank macht, sondern in dem sich ihr Immunsystem erholt und sie genesen können.

## Was das Immunsystem stärkt

Die Palette der Mittel, Wirkstoffe, Arzneien und Nahrungsergänzungsmittel ist riesig.

Wir, die Autoren, halten nichts davon, dass man versucht, sein Immunsystem mit Hinzukäufen stark zu machen. Es mag ohne Weiteres möglich sein, dass Siechende durch immunstärkende Infusionen, Tabletten, Tropfen, Tinkturen und Essenzen wieder auf die Beine kamen. Dazu gibt es sicher Bücher, Kurse und

Anweisungen und vermutlich auch positive Beispiele. Wir hingegen appellieren an Sie liebe Leserin, lieber Leser, die Stärkung Ihres Immunsystems selbst in die Hand zu nehmen. Und zwar nicht nur bei Borreliose und anderen Erkrankungen, sondern dauerhaft für ihre eigene Lebensqualität.

## Ernährung

Sie soll ausreichend und ausgewogen sein. Hmm! Wichtig dabei ist ein gutes Verhältnis zwischen Eiweißen, Fetten, Kohlehydraten, Mineralstoffen, Spurenelementen, Vitaminen, essentiellen Fett- und Aminosäuren. Keine Sorge. Dies wird kein ernährungswissenschaftliches Lehrbuch. Vielmehr wollen wir Sie bestärken, sich für Lebensmittel zu interessieren. Sie ernähren sich bereits gesund? Sie kaufen womöglich nur auf dem Biomarkt oder im Reformhaus? Sie haben Vertrauen zu dem, was Ihnen die Nahrungsmittelhersteller mitteilen? Dann können wir Ihnen nur raten, das Gehirn einzuschalten und alles kritisch zu hinterfragen. Hier ist unsere kleine Ernährungslehre.

Wir essen nichts oder ganz selten von Dingen, denen man nicht ansieht, was drin ist. Das bezieht sich auf Wurstwaren, Hackfleischzubereitungen, Fertiggerichten gefroren oder aus dem Kühlregal, sogenannte Fixprodukte für Soßen und Aufläufe, Convenience-Produkte wie Frucht- und Süßspeisen, vakuumierte Beilagen, Früchte und Gemüse, die außerhalb ihrer Saison angeboten werden und eingeschweißten Käse. Zu allererst vermeiden wir aber alles mit übernatürlicher Haltbarkeit.

Wussten Sie, wie zum Beispiel Scheibletten hergestellt werden? Käseabfälle werden aufgekocht, mit Gewürzen und Konservierungsmitteln verrührt und auf Folien gegossen. Nach ähnlichem Prinzip werden Schmelzkäse-Ecken hergestellt. Sie halten sich so viele Wochen, bestehen aber leider nur aus totem Material. Denn nur ein Käse, der reift, ist noch am Leben.

Wir verhalten uns so auch in Restaurants und verschmähen Hackfleischgerichte und Gerichte, von denen wir wissen, dass sie für die Gastronomie als Convenience-Produkte in aufwärmbaren Tütchen angeboten werden. Was das alles ist, erfährt man im Internet und in den Katalogen der fahrenden Fertiggerichte-Händler.

Auch bei Bratkartoffeln wird tüchtig gemogelt. Es gibt sie als Trockenprodukt, das morgens mit Wasser angerührt wird und bis zu acht Stunden verzehrfertig bleibt.

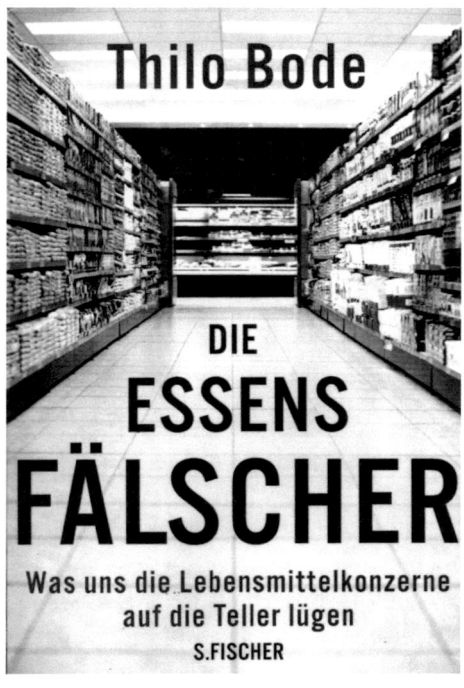

Entwickeln Sie Fantasie herauszubekommen, ob das Restaurant Ihres Vertrauens eben jenes Vertrauen auch verdient. Man verwickelt die Bedienung in ein Gespräch über Gerichte auf der Speisekarte. Wenn sie keine Antwort weiß, könnte man den Koch um ein Gespräch bitten. Wenn es aber keinen Koch gibt, sondern nur eine Küchenhilfe, die Tütchen aufwärmt und auf den Teller gleiten lässt, ist alles klar. Man merkt es auch daran, wenn dieses Restaurant in einer Annonce keinen Koch sucht, sondern Küchenhilfen.

Ein weiteres Indiz sind ellenlange Speisekarten. Wer auch nur ein bisschen Ahnung vom Kochen und vom Umgang mit Lebensmitteln hat, weiß, dass ein Riesenangebot grundsätzlich nicht frisch in der Küche zubereitet werden kann. Ein Hirschbraten mit Klößen und Rotkohl, der innerhalb einer Viertelstunde serviert wird, spricht für Tütchen-Wärmen, deren Inhalt überall in Europa standardisiert schmeckt. Anders ist es bei kleinen Speisekarten mit sich wiederholenden Beilagen. Noch größer ist die Wahrscheinlichkeit auf Frische, wenn Tagesgerichte angeboten sind.

Lesen Sie die Inhaltsstoffe auf Lebensmitteln und verzichten Sie lieber, wenn Dinge aufgelistet sind, die Sie nicht kennen. Seit Jahren täuschen uns die Lebensmittelhersteller mit angeblicher Spitzenqualität, die nur ein raffinierter Werbegag sind. Mit „functional food" gaukeln sie uns Nahrung vor, die uns angeblich gesund erhält und in Wirklichkeit nur ihre Umsätze anhebt. Mit 150 Milliarden Euro Umsatz gehört sie zu den fünf größten Wirtschaftszweigen Deutschlands. Ihr Werbebudget ist mit 2,8 Milliarden Euro größer als das der Autoindustrie. (Quelle: Die Essens-Fälscher, Thilo Bode).

Wir müssen wissen, dass nicht immer das in einer Packung ist, was außen aufgedruckt ist. Da gibt es zum Beispiel ein Teegetränk mit aufgedruckter Zitrone und Physalis, in dem sich weder Physalis noch Zitrone befindet, dafür aber Physalis-Aroma und Zitronensäure E 330 sowie 47 Stück Würfelzucker in zwei Litern. Analog-Käse und aus Schnipseln zusammengeklebter Schinken senkte die Ekelgrenze, aber was kommt sonst noch? Erdbeer-Joghurt mit 1,9 Prozent Anteil Erdbeeren? Fruchtkremfüllungen, die nicht aus Früchten bestehen? Schokoladenpudding, in dem nicht einmal ein Prozent Kakao enthalten ist? Hühnersuppe ohne Hühnerfleisch?

Wussten Sie, dass Hefextrakt nichts mit Hefe zu tun hat, sondern dass sich hinter geschmacksverstärkenden Substanzen wie Glutamat, Insosinat und Guanylat verbergen? Wussten Sie, dass „Natürliche Aromen" laut EU-Verordnung nicht aus biologischem Anbau stammen und mit echten Früchten meist nichts zu tun haben? Mit Hilfe von Mikroorganismen wie Hefepilzen und Bakterien werden daraus Substanzen entwickelt, die nach Apfel, Erdbeere oder Vanille schmecken? Auch Produkte mit dem Bio-Siegel dürfen diese Aromen aus Abfällen aus der Papierproduktion enthalten. Thilo Bode schätzt, dass es sich bei etwa 56.000 Lebensmitteln mit dem Bio-Siegel um derartige Verbrauchertäuschungen handelt.

## Aber was soll man denn dann überhaupt noch essen?

Da wir keine Ernährungswissenschaftler sind, können wir nur aus unserem Leben berichten.

Unsere Mutti ist bei Redaktionsschluss 102 Jahre alt und gesund. Wir sind keine Vegetarier, aber die Fleischrationen sind in den letzten Jahren kleiner und die Gemüseanteile größer geworden. Fleisch kaufen wir nur noch dort, wo wir den Metzger kennen. Er hat nicht immer alles, wonach uns der Sinn steht. Wir richten uns nach seinem Angebot. Dabei stehen auch mal Bratwürstchen auf dem Tisch, Wild, wenn die Jäger geliefert haben, öfter Geflügel aus einem Landlädchen mit eigener Geflügelzucht. Die schlachten jeden Dienstag. Wenn man erst am Samstag hingeht, sind einige Geflügelteile ausverkauft, weil er immer nur soviel schlachtet, wie er glaubt verkaufen zu können. Dort kaufen wir auch die Eier.

Bei Gemüse achten wir darauf, dass es aus Deutschland kommt oder aus Ländern, die noch keinen Skandal mit Spritzmitteln hatten. Der Niederlande trauen wir am meisten, weil wir im Land schon häufig Gewächshäuser besichtigt haben und außerdem sicher sind, dass sie einen ähnlichen Skandal wie damals mit den roten Wasserbeuteln zu vermeiden wissen. Spargel essen wir nur, wenn Spargelzeit ist, Erdbeeren, wenn in Deutschland Erdbeerzeit ist.

Bei Fisch achten wir darauf, dass es Fang aus nachhaltiger Wirtschaft ist. Meist bleibt es bei Seelachs. Wir achten mit Kühltaschen darauf, dass die Kühlkette nicht unterbrochen wird.

Wir wählen Gemüse und Früchte nach der Saison aus. In den kalten Monaten gibt es häufig Wirsing, Weiß- und Rotkohl, Rosenkohl, Möhren und Lauch, Feldsalat, Kohlrübe, ab dem Frühjahr Brokkoli, Blumenkohl, Kohlrabi, Zucchini und Tomaten, einiges aus dem eigenen Garten, in dem auch 30 Kräuter wachsen. Die meisten Gemüse garen wir in wenigen Minuten in kochendem Salzwasser, im Schnellkochtopf oder chinesisch im Wok. Zum Gratinieren nehmen wir ausschließlich Sahne, Eiermilch, Schmand oder Käse. Wir backen unser Brot selbst mit

Vollkornmehl, Hefe, Nüssen, Salz, Wasser sowie Gewürzen wie Koriander, Kümmel, Fenchel, die wir zum noch besseren Aroma vorher fettlos anrösten. Zum Kochen und Braten nehmen wir Rapsöl, Olivenöl und Butterschmalz.

Mit Leidenschaft kochen wir aus Karkassen und Fleischknochen, Suppenhühnern, Fischköpfen und -gräten Fonds für Soßen und Brühen, nicht zu jedem Gericht, sondern je Sorte ein Mal im Jahr im großen Topf. Nie kämen wir auf die Idee, eine Hollandaise, eine Majonäse oder ein Salatdressing nicht selbst zuzubereiten. Wir leisten uns teure Vanilleschoten aus Tahiti und Tansania. Jede für sich benützen wir zum Aromatisieren von Zucker aber auch zum Würzen von Gemüsegerichten; dazu kann man sie immer wieder Abwaschen, Trocknen und bis zu 50 Mal einsetzen. Bei uns gibt es weder Gewürzmischungen, Brühwürfel oder gekörnte Brühe, auch keine aromatisierten Tees oder Kaffee- und Kakaogetränke, die man mit Wasser oder Milch anrühren muss. Seit dem bekannt ist, dass sich im meisten Speiseeis Pflanzenfett befindet, werfen wir die eigene Eismaschine an oder verzichten. Wir können Ihnen versichern, dass wir uns sehr genussvoll ernähren. Und wesentlich länger dauert unsere Kocherei auch nicht. Was überwiegt, ist das gute Gefühl, zu wissen, was man gegessen oder getrunken hat. Wir haben weder Allergien noch auffallende Laborwerte.

Wir kaufen nichts mit Bestandteilen, die wir nicht kennen: Zum Beispiel Schinkensülze im Glas mit Natriumnitrit (E 250, brandfördernd, giftig ab 4 Gramm), mit Triphosphaten (E 451, synthetische Abkömmlinge der Phosporsäure), Weißwürstchen mit Diphosphaten (Kondensate von zwei Phosphaten). Auch Gebäck mit Vanillin (synthetisiert aus Lignin, Bestandteil von Holz und Nebenprodukt der Papierindustrie), Kekse mit Lecithinen (Gruppe chemischer Verbindungen, sogenannte Phosphatidyl-Choline, als Lebensmittelzusatz auch in Bio-Produkten zugelassen), Majonäse mit Calcium-Dinatrium-EDTA (E 330, bei Aufnahme größerer Mengen können Schwermetalle aufgenommen und gebunden werden, Verdacht auf Kontaktallergie), kommen nicht in unseren Einkaufswagen. Verführen lassen wir uns auch nicht von Gourmet-Salami mit Kaliumnitrat (Salpeter), Pizza mit Rosmarin-Extrakt und Natriumascorbat, Tortellini mit Kaliumnitrat, Bratkartoffeln mit Natriumnitrit und Tannenrauch, Flammkuchen mit Mono- und Diglyceriden von Speisefetten (laut Wikipedia fallen sie als Abbauprodukte der Nahrungsfette bei der Fettverdauung (*Lipolyse*) an und sind auch in verdorbenen Lebensmitteln zu finden). Pfui Teufel.

## Ausdauer-Sport

Das Immunsystem benötigt Training. Wer sich nur auf dem Sofa aalt, füttert den Inneren Schweinehund. Körperliche Bewegung beeinflusst das Immunsystem, aber auf das Wie kommt es an. Hochleistungssportler überfordern ihr Immunsystem. Wenn sie nach dem Training in einem vollbesetzten Bus nach Hause fahren, sind sie extrem anfällig für Erreger jeder Art. Moderate Sportlichkeit hingegen stimuliert das Immunsystem und seine Abwehrkräfte. Als förderlich für das Immunsystem gilt heute ein Ausdauersportprogramm von drei mal 45 Minuten oder fünf Mal 30 Minuten pro Woche.

## Welche Sportarten?

Am idealsten sind alle Sportarten, bei denen gleichzeitig ein Sechstel bis ein Siebtel der gesamten Muskulatur dynamisch bewegt wird. Und die Bewegungsgeschwindigkeit soll so gewählt werden, dass man zwar warm wird, aber nicht aus der Puste gerät. Speziell beim Joggen überanstrengen sich viele Menschen. Sie laufen zu schnell, können dabei nicht ruhig atmen und erreichen fürs Immunsystem eher das Gegenteil.

Apropos Joggen. Es strapaziert ohne Zweifel die Kniegelenke und die Sprunggelenke, vor allem, wenn man mehr als Normalgewicht herumträgt. Es hat aber den Vorteil, dass man es mit geeigneten Schuhen jederzeit und überall ausführen kann. Aber das ist eine Mentalitäts- und Temperamentfrage. Joggen ist ideal für Menschen, die sich den ganzen Tag mit Kopfarbeit beschäftigen müssen und dabei viel Stress erleiden. Bereits nach wenigen Minuten fliehen bedrückende Gedanken aus dem Schädel, der vorher noch brummte von belastenden Eindrücken. Geruch und Geräusche in einem Park oder Wald beflügeln Fantasie und die Freiheit der Gedanken. Vogelgezwitscher. Spaziergänger mit Hunden. Der Wandel der Natur auf wiederkehrenden Strecken. Die ersten Veilchen, Buschwindröschen, Rapsblüte, im Wind wiegendes Getreide. Aufgetankt mit Sauerstoff und Gelassenheit kehrt man zurück und könnte nun sogar wieder konzentriert weiterarbeiten.

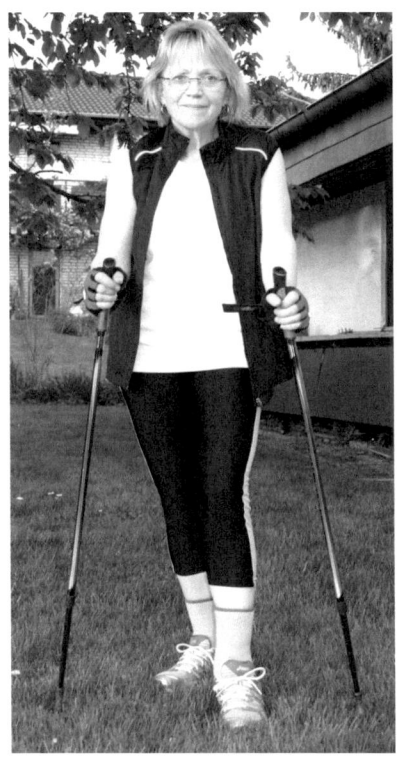

Nordic Walking. Dies ist eine der sinnvollsten Erfindungen des letzten Jahrzehnts. Freilich darf man nicht einfach nur zwei Stöcke spazieren tragen. Sportvereine und Krankenkassen bieten Kurse an, die wirklich empfehlenswert sind. Denn nur, wenn man die Dynamik und den Rhythmus dieser Bewegungsart erkennt und eingeübt hat, geniest man die positiven Effekte.

Nordic Walking verläuft als fließende Bewegung, die an Ski-Langlauf erinnert. Ursprünglich war es auch das Trainingsprogramm der Langläufer, bis die wiederum auf Skier mit Rollen verfielen. Die Stöcke müssen so eingesetzt werden, dass sie Halt und Stütze geben und gleichzeitig das Gewicht auf den Beinen abwechselnd entlasten. Wer gut trainiert ist, kann sich bis zum Power-Walking steigern, das sind wenigstens zwei Schritte pro Sekunde und sieht sehr cool aus.

Wem Joggen zu anstrengend und Nordic Walking zu lahm ist, der kann auch eine Kombination aus langsamen Joggen unter Einsatz beider Stöcke einüben. Der körperliche Einsatz ist höher als beim Walken, vor allem auch in den Armen, die das Körpergewicht abfangen. Aber man braucht Handschuhe, damit man am Anfang keine Blasen bekommt.

Weitere günstige Sportarten sind Schwimmen, Radfahren und Rudern, auch auf Home-Trainingsgeräten. Wichtig ist jedoch, dass man Spaß an dieser Bewegung entwickelt. Wenn nicht, ist es die falsche Sportart, die dann mehr schadet als nützt. Wer nur verbissen durch den Wald hechelt, wird das Gegenteil erreichen. Ohne Freude, Dankbarkeit und Demut, dass man sich überhaupt bewegen kann, verpufft der positive Effekt auf das Immunsystem.

### Ein Kopf voller Liebe

Ein Kapitel fehlt in fast allen Büchern über das Immunsystem: Die Wirkung von Liebe auf die Gesundheit. Es gibt Studienergebnisse in den USA, dass die Gesundungsprognose bei Menschen mit gleichen gesundheitlichen Beschwerden umso günstiger ist, je aufgehobener und geliebter sich ein Mensch fühlt. Unabhängig von Risiken wie Rauchen, Übergewicht, Cholesterinwerten oder körperlicher Belastung hatten sozial-isoliert Lebende ein vierfach höheres Todesfallrisiko im Vergleich zu Menschen, die in der Familie oder in einem Freundeskreis eingebettet waren.

Nicht nur das Gefühl, geliebt zu sein, ist für die gesundheitliche Balance wichtig, sondern auch selbst zu lieben, sich und andere. Geben und Nehmen ist aber kein Tauschgeschäft. Wer nur gibt, um etwas zurück zu erhalten, wird öfter enttäuscht auf Dank warten, was der Gesundheit gar nicht förderlich ist. Menschen im Ehrenamt, selbst wenn sie von Krankheit oder Armut gezeichnet sind, erleben ihren Alltag trotzdem als sinnvoll und nicht vom Schicksal gebeutelt. Sie werden gebraucht. Sie können anderen Hoffnung und Zuversicht vermitteln. Sie sind etwas wert. Das baut auf. Das hilft beim Gesundwerden.

Familie ist ein wichtiges Element bei der Balance, ob man gesund bleibt und Krankheit und Unfälle mehr oder weniger schnell überwinden kann. Alleinstehende müssen da keine schlechteren Chancen haben; denn es kommt auf die Qualität der menschlichen Beziehungen an. Eine zänkische Ehefrau, ein Ehemann, der seine kranke Frau nur lächerlich macht, stören diesen möglichen heilsamen Einfluss und erreichen genau das Gegenteil. Der, die Kranke fühlen sich ausgestoßen, sie entwickeln ein schlechtes Gewissen, weil sie nicht so funktionieren, wie es ihre Umgebung von ihnen erwartet. Es gibt dafür schlimme Beispiele. Die Kinder äffen den humpelnden Vater nach. Die Frau unterstellt ihm, dass er nur arbeitsscheu sei. Der Mann mahnt Sex an, während der Frau nach allem anderen nur nicht „danach" zu Mute ist. Andere liegen im Clinch mit den Kindern, mit den Nachbarn, sie verbringen ihre Tage mit Rache- und Schuld-Szenarien, um anderen einen Denkzettel zu verpassen. In der Borreliose-Beratung hört man viele solcher Beispiele. So kann man nicht gesund werden. So wirkt eine Therapie nicht. Auch nicht, wenn man eine Therapie voller Misstrauen durchführt.

Die meisten Studien um psychosoziale Unterschiede und Krankheitstendenzen beziehen sich auf Herzbeschwerden. Auch einem Borreliose-Patienten kann das Herz sprichwörtlich brechen, wenn er sich abgeschoben und entwurzelt fühlt. Dann hilft nur eines: neue, bescheidener Ziele suchen, die sich auch mit einer Krankheit erreichen und pflegen lassen.

Ob dabei eine Borreliose-Selbsthilfegruppe das Richtige ist, muss jeder für sich entscheiden. Es gibt über die Volkshochschulen und über kommunale Initiativen Gesprächskreise, die versuchen, das Psychosoziale so in eine Richtung zu lenken, dass sich allein gelassene Menschen aufgehoben fühlen. Dies ist eine wichtige Erfahrung aus Gruppen mit Krebspatienten. Wer sich mit Mitbetroffenen austauscht und auch das Leid anderer annimmt, überlebt in der Regel doppelt so lange.

Viele aus der familiären Geborgenheit Entlassene finden neue Kraft und Zuversicht in einer ehrenamtlichen Tätigkeit, mit der man anderen Menschen oder Tieren das Leben erleichtert.Das kann der wöchentliche Besuch einsamer alter Menschen sein, kleine Pflichten im kulturellen Leben oder das Gassiführen von Hunden im Tierheim. Auf dem Boden des Gefühls, dass man so angenommen wird, wie man ist, egal wie gehandicapt, kann ein kleines Pflänzchen Hoffnung reife Früchte für sich selbst tragen

**Verzeihen. Versöhnen.**

Das Gefühl, Unrecht erlitten zu haben, kann wie eine eiserne Klammer das Atmen erschweren. „Heilarbeit ist Friedensarbeit", beschreibt Dr. Klaus-Dieter Platsch in seinem Buch „Was heilt" die heilende Kraft der Versöhnung. Jedes Hadern bindet und erschöpft die Lebenskraft. Jedes Versöhnen und Verzeihen erlöst gebundene Energie, die wir zum Heilungsprozess benötigen. Unerlöste Hassgefühle, das Sammeln negativer Rabattmarken, das Kumulieren von Fehlentscheidungen und Fehlprozessen verhindern, dass Selbstheilungskräfte wirken können. Manchmal muss man für den inneren Frieden auch eine Kröte schlucken.

Versöhnen ist vordergründig ein Prozess, der in uns selbst stattfinden muss. Man muss dazu nicht unbedingt ein reinigendes Gespräch führen, was zu neuen Konflikten führen kann.

Man muss dazu auch keine Verantwortung für Schuld übernehmen oder gar die Schuld neu verteilen. Versöhnen stellt keine Bedingung auf, sondern findet im Herzen statt. Und der, der anfängt, fühlt sich gut.

# Ein Biotop in unserem Darm

Mehr als 400 Arten von Mikroben siedeln in unserem Darm und vollbringen dort wichtige Aufgaben. 10 bis 100 Billionen Bakterien bilden Vitamine, spalten unsere Nahrung auf, dass wir sie verdauen können und leisten so wertvolle Dienste für unser Immunsystem. Welches Ökosystem sich aber in unserem Darm bildet, hängt von unserer Ernährungsweise ab. Zu dieser Erkenntnis kam das Forscherteam James Lewis von der University of Pennsylvania.

Der ganze Körper beherbergt komplett unterschiedliche Bakterienkombinationen, die sich von Mensch zu Mensch unterscheiden, auch wenn sie in groben Zügen nach drei Ökosystemen geordnet werden können. Gravierende Unterschiede zeigten sich bei Völkern, die viel tierisches und pflanzliches Eiweiß und Fett zu sich nahmen und solchen, die sich überwiegend von Kohlehydraten und Ballaststoffen ernährten. Bei Versuchen, diese Ökosysteme mittels Nahrungsumstellung zu verändern, stellte sich heraus, dass sich die Zusammensetzung der Darmbakterien bereits nach 24 Stunden ändert. Javier Bravo, ein Forscher des University College York, konnte eine direkte Verbindung zwischen Darmbakterien und Gehirnfunktion nachweisen. Fraßen seine Mäuse Futter mit dem Probiotikum Lactobacillus rhamnosus, wuchsen ihnen im Gehirn sogenannte Gaba-Rezeptoren, die für Lernen, Gedächtnis und emotionale Kontrolle zuständig sind.

## Von Selbstheilungskräften und Spontanheilungen

2009 schenkte mir ein befreundetes Ehepaar das Buch „Das heilende Bewusstsein". Ich las es an und war höchst interessiert. Ich fühlte spontan, dass dieses Buch ein paar Antworten für mich hatte, die mir beim guten Weiterleben helfen würden. Aber ich hatte keine Zeit. So blieb es liegen. 2010 schenkte mir eben dieses Ehepaar wieder ein Buch: „Das Innere Land". Ich las es an und war erneut höchst interessiert. Aber ich hatte keine Zeit. So blieb es ebenfalls liegen.

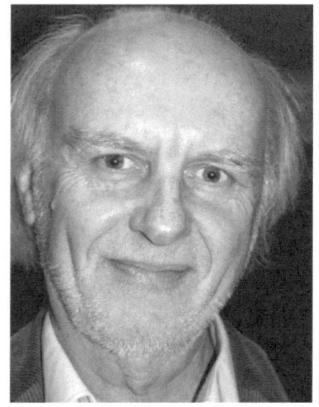

Dann ergab es sich, dass ich eine mehrwöchige Langzeit-Antibiose mit Infusionen machen musste. Ich suchte nach einer Tätigkeit, um diese täglichen 30 bis 40 Minuten des Herumliegens sinnvoll zu nutzen. Da erinnerte ich mich an jene beiden Bücher des Wissenschaftsjournalisten Joachim Faulstich. Schon alleine der Klappentext zog mich in seinen Bann:

„Rätselhafte Heilungen bewegten die Menschen in allen Jahrhunderten. Sie erschienen schon immer als Wunder, als Eingriff höherer Mächte oder eines undurchschaubaren Schicksals. Die Wissenschaftler unserer Zeit sprechen von „Spontanheilung", wenn sie die Genesung eines Schwerkranken nicht erklären können. Aber auch sie sehen in manchen der gut dokumentierten Fälle „medizinische Wunder". Joachim Faulstich zeigt, dass Seele, Geist und Bewusstsein eine große Rolle bei jeder Heilung spielen. „Die Heiler aller Kulturen haben offenbar Wege gefunden, diese jedem Menschen eigene Kraft für die Genesung nutzbar zu machen."

Sobald die Nadel in meiner Vene saß, begann ich zu lesen. Schnell begriff ich, dass man dieses Buch nicht wie einen Roman lesen konnte, wenn man davon profitieren wollte. Fast nach jeder Seite legte ich das Buch auf meinen Bauch und dachte über das Gelesene nach. Es handelte von unerklärlichen Schmerzlinderungen, von Heilungen, von Gedankenformen, die Schmerz verstärken aber auch abmildern. Und es machte mir plausibel, dass das Gehirn nicht unterscheiden kann zwischen Gedankenbildern und äußerer Wahrnehmung. „Ob ich mir bildhaft vorstelle, ein Glas Wasser zu trinken oder ob ich tatsächlich das Glas ergreife – im Gehirn entstehen an derselben Stelle vergleichbare Muster."

Mit wurde klar, dass Träume, Fantasien und Ängste eine materielle Kraft haben. Ich erinnerte mich an viele Gespräche mit Ratsuchenden, die mir von der „schlimmen Therapie" erzählten, die sie durchzuführen hätten und von dem „Teufelszeug", das sie nun einnehmen müssten. Nicht selten hörte ich Sätze wie „das geht mir sicher wieder auf den Magen" und „damit werde ich mir den Darm ruinieren" oder gar „das hilft ja sowieso nichts". Lange dachte ich auch über den Satz einer zitierten Heilerin nach: „Wer der Hoffnung keinen Raum gibt, überlässt der Erkrankung das Feld und gibt der Angst den ganzen Raum".

An jedem neuen Tag reiste ich nun in Gedanken durch meinen Körper und spürte die Borrelien auf. Ich sah sie in meinen Schleimbeuteln Ringelreihen tanzen und in Grüppchen an meinen Gelenken zündeln und bohren. Ich sah sie feixend unter einer Haube von Biofilm und dann wieder verzweifelt, wie sie versuchten, sich vor dem Antibiotikafluss in Sicherheit zu bringen. Immer wieder schloss ich die Augen und malte mir Bilder: wie sie jammernd in Gelenkspalten saßen, durch die Venen humpelten und sich schließlich in den Tod stürzten. Dann wurden meine Gedankenbilder immer heller und freundlicher. Sie änderten ihre Farben mit jedem tiefen Atemzug. Ich sah bunte Wiesen, einen blaugrünen Bergsee und darüber schneebedeckte Gipfel. Ich stand in einem Blumengarten, durch den ein Weg aus weißem Kies zum Horizont führte. Ich erstieg einen Berggipfel, blickte in die Weite der Alpen und fühlte mich frei wie ein Vogel. Ein lange nicht mehr gekanntes Gefühl der Schwerelosigkeit erfüllte mich dabei. Ich spürte, wie sich mein Körper erholte und die Schmerzen verflogen. Nach einer Woche wusste ich, dass mein Hüftgelenk keinen Ersatz benötigte. Nach zwei Wochen verschwand der Nachtschweiß. Bald darauf konnte ich wieder messerscharf denken und entscheiden.

Fast süchtig marschierte ich mit dem Buch morgens in die Arztpraxis und wartete auf den Moment, in dem die Infusionsnadel saß und die Ärztin das Zimmer verließ. Endlich konnte ich mich wieder dem Buch hingeben, das mich in die Welt meines Körpers und meiner Gedanken entführte. 320 Seiten. Ich benötigte dazu 14 Wochen. Solange dauerte meine Therapie. Sie gelang und bescherte mir bis heute fünf Jahre Symptomfreiheit. Was danach sein wird, interessiert mich jetzt nicht.

**Das Geheimnis der Heilung**

Welche Rolle spielt der Geist, wenn Menschen von unheilbar erscheinenden Krankheiten genesen? Ist es möglich, im Bewusstsein Bilder zu erschaffen, die jahrzehntelange Migräne, Nervenschmerzen, Lähmungen oder gar Borreliose heilen? Wer Joachim Faulstichs Buch liest oder auch sein letztes „Das Geheimnis der Heilung", begreift sehr schnell, wie man seine Selbstheilungskräfte mit klaren Bildern der Imagination weckt. Der Steuerungsbefehl, dass Heilung möglich ist, kommt aus unseren tiefsten Bewusstseinsschichten. Das ist, wie wenn man einen Schalter umlegt

Placebo heißt Einbildung. Einbildung ist auch eine Bildung, sagt man scherzhaft. Und tatsächlich „bildet" sich etwas. Ein unsichtbares Netzwerk verbindet Körper, Geist und Seele. Es ist unberechenbar, aber es strebt nach Einklang, nach Balance. Innere Bilder steuern es und sie nehmen Einfluss auf Krankheit und Heilung. Alleine das Bewusstsein, dass etwas Heilendes stattfindet, verändert bestimmte Parameter in unserem Körper. Es sind heilende Impulse, die wir über innere Bilder lebenslang abrufen können.

Es ist wissenschaftlich bewiesen, dass sich durch geistige Erfahrung und sportliche Bewegung neue Synopsen und Strukturen im Gehirn bilden. Innerhalb von nur einer Woche verstärkt sich der Tastsinn, wenn man einem Menschen das Augenlicht nimmt, die Augen verbindet. Umgekehrt wirkt dieser Effekt aber auch im Negativen. Ein Teilnehmer einer Placebo-Gruppe erkrankte schwer, weil er die Dosis seines Scheinmedikaments als lebensbedrohlich hoch einschätzte.

Es ist auch möglich, alte Bilder mit neuen Bedeutungen zu belegen und neu zu beantworten. Bekannt ist das Beispiel, wie sich ein Mann über Jahre von dem immer gleichen Alptraum in die Erschöpfung treiben ließ. Ein wildes Tier verfolgte ihn. Immer, wenn es ihn eingeholt hatte und sich zähnefletschend über ihn hermachen wollte, erwachte er schweißgebadet. Mit Hilfe eines Psychologen erkannte er eine vor vielen Jahren verübte Schuld, die er längst vergessen hatte. Er lernte, sich diesem Ungeheuer zu stellen und nicht vor ihm wegzulaufen. Nach einigen Wochen erlosch der Traum und er konnte wieder ruhig schlafen.

Viele von uns horten in ihrem Keller unbewusst Kartons mit Erinnerungen, die ihnen unangenehm waren. Sie liegen dicht verschnürt und scheinbar auf Nimmerwiedersehen im Boden vergraben, in Beton gegossen. Doch unser Unterbewusstsein buddelt sie aus, scheinbar zusammenhangslos, so dass wir sie nicht mehr deuten können. Am ehesten helfen hier Gespräche mit einem Psychotherapeuten. Zwar ist der Begriff „Psycho-Schublade" gerade bei Borreliose-Patienten ein Reizwort; vor allem deshalb, weil nicht wenige Mediziner eine schwer zu diagnostizierende Borreliose auf psychische Störungen schieben. Dennoch sollte man die Tatsache, dass Therapien nicht wirken wollen und dass keine Heilungseffekte eintreten, auch in dieser Hinsicht hinterfragen. Es ist gut nachvollziehbar, dass sich das Immunsystem eines zänkischen, hinterträchtigen Menschen für unsinnige Anlässe verbraucht und keine Reserven bevorratet, um positive Effekte wie Selbstheilungskräfte auszulösen.

## Spontanheilungen

Es gibt sicher keine Patentrezepte für Spontanheilungen. Die bei Faulstich beschriebenen Heilungen unterlagen völlig unterschiedlichen Strategien. Einige Patienten entschieden sich für rationale Krankheitsabwehr. Sie orientierten sich wohl an medizinischen Konzepten, aktivierten darüber hinaus aber einen überstarken Überlebenswillen und Optimismus, ihre Krankheit besiegen zu können. Andere verstanden ihre Krankheit als göttliche Prüfung. Indem sie Vertrauen in Gott setzten und auf das Übernatürliche bauten, versuchten sie, eine innere Haltung zurückzugewinnen, die sie vor langer Zeit aufgegeben hatten. Eine dritte Patientengruppe nahm die Krankheit als Signal an, sich und ihre Seele vernachlässigt zu haben. An allen dieser Patienten gab es jedoch auch eine Gemeinsamkeit. Es kam zu einer Neuorientierung, einer Neuorganisation ihres Denkens und ihrer Lebensumstände, ausgelöst von individuellen Bildern und Vorstellungen. Ein Schlüssel dazu könnte sein, magische Bilder, Fantasien und Tagträume, die unser Bewusstsein als unlogisch beiseite drängen möchte, zuzulassen, sie vielleicht sogar aufzuschreiben oder bildlich zu visualisieren. Wir alle haben Bilder in uns.

# Borreliose und Traditionelle Chinesische Medizin

Von Lothar Kiehl

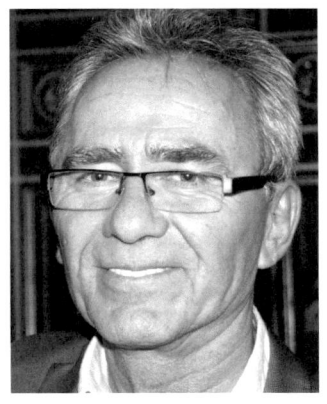

Borreliosepatienten erleiden über Jahre hinweg vor, während und häufig auch nach schulmedizinischen Behandlungen schwere körperliche und seelische Beeinträchtigungen. Der Wunsch nach ergänzenden, auch alternativen Heilmethoden ist nur zu verständlich und nachvollziehbar. Allerdings sollte es sich hierbei um bewährte, risikoarme und nachweisbar wirksame Heilmethoden handeln, die zudem nachvollziehbar und kontrollierbar angewendet werden können. Die Traditionelle Chinesische Medizin erfüllt diese Voraussetzungen.

Grundsätzlich behandelt die TCM nach vorliegendem Syndrom, das heißt aktuelle Symptomatik, Geschichte der Symptomatik, Konstitution, Möglichkeit der Einflussnahme auf die vorliegenden Disharmoniemuster.

Besondere Behandlungsmethoden bei Infektionskrankheiten erstrecken sich traditionell überwiegend auf akute Geschehnisse, so lange der krankmachende Faktor (der Erreger) sich in der äußersten Schicht des Körpers befindet. Zu chronischen Infektionskrankheiten finden sich nur wenige spezifische Kräuterbehandlungskonzepte. Dies erklärt sich dadurch, dass chinesische Kräuter ihre Wirkung eher langsam entfalten und die Patienten häufig zu Zeiten ohne Antibiotika schneller verstarben als die Kräuter wirken konnten. Dennoch findet man in der neueren TCM wertvolle Hinweise auf wirksame Kräuter bei Erkrankungen wie Syphilis, Tuberkulose und Pest (Yersinieninfektion).

Neue Recherchen ergaben, dass 1986 erste Borreliose-Erkrankungen in China nachgewiesen wurden. Sicher auch erst deshalb, weil von da an moderne Labor- und Liquordiagnostik möglich waren. 2003 zeigten sich in 18 chinesischen Provinzen mehrere 1000 Fälle von nachgewiesener Borreliose. Wenn man die gesundheitspolitischen Strukturen in China kennt, weiß man, dass diese Untersuchungen und Nachweise nur stichprobenartig erfolgen können. Das bedeutet, dass die Zahl infizierter Chinesen exorbitant hoch sein muss.

In den 90er Jahren begann man am Institut of Material Medica an der Chinese Medical Academie in Peking mit pharmakologischen Forschungen über mögliche Wirksamkeit von TCM-Kräutern bei Spirochäteninfektionen. Die Leptospirose beispielsweise ist eine von Spirochätenbakterien ausgelöste Infektionskrankheit, deren Symptomatik und Verlauf in China schon vor 300 Jahren beschrieben und mit spezifischen Kräutern relativ erfolgreich behandelt wurde. Die damals wie heute noch verwendeten Kräuter zeigen eine teilweise erstaunlich gute Wirksamkeit.

### Infektionsablauf der Borreliose aus Sicht der TCM

Man betrachtet den Menschen in seiner Stofflichkeit aus mehreren Schichten bestehend. Nach dem so genannten Sechs-Schichten-Modell dringt ein krankmachender Faktor (Bakterium, Virus, Borrelien, Yersinien, und andere - welcher Erreger wird nicht unterschieden) von Außen in den Körper ein und überwindet dabei die äußere Schicht (Wei-Qi-Schicht). Je nach Abwehrlage oder Wei-Qi-Abwehrkraft des betroffenen Menschen gelingt es dem Erreger erkannt oder unerkannt noch bis in die tiefste Schicht (schulmedizinisch „Immunsystem") einzudringen. Borrelien haben die Eigenschaft, nahezu unbemerkt in die tiefste Schicht des Körpers zu gelangen. In dieser tiefsten Schicht, der so genannten Jue-Yin-Schicht, befinden sich unsere Energiereserven, unser Yin. Dieses Yin wird von den Erregern, in diesem Fall von den Borrelien, aufgebraucht und verzehrt. Der betroffene Mensch gerät in ein Ungleichgewicht von Yin und Yang.

## Was ist Yin und Yang?

Yin ist das Nährende, das Blut, das Mütterliche, das Weibliche. Yang ist das Helle, das Aufwärtsstrebende, das wachsende Naturprinzip, das Männliche. Dieser manchmal auch schnell fortschreitende Yin-Zerstörungsmechanismus bewirkt einen Mangel an Yin. Dies hat gerade bei raubendem pathologischem Faktor zunächst einen so genannten Blutmangel zur Folge. Dies ist rein chinesisch zu sehen, kein wirklich messbarer Blutmangel. Außerdem entsteht ein überschüssiges Yang.

Diese infektionsbedingte Disharmonie ermöglicht eine Vielzahl von borreliosetypischen Symptomen. Durch den Yin-Blutmangel werden unsere Muskeln, Sehnen und Gelenke nicht mehr ausreichend mit Nährstoffen versorgt. Es kommt zu Mangelblockaden mit Gelenkschmerzen, Muskelschmerzen ohne schulmedizinisch auffälligen Entzündungszeichen (zum Beispiel negatives CRP, unauffällige BSG). Schulmedizinisch ist dies nahezu nicht erklärbar, aber in der TCM ein bekanntes Disharmoniemuster.

Weitere Auswirkungen dieses relevanten Blut- und Yin-Mangels zeigen sich in so genannten Shen-Störungen. Unter Shen werden alle mentalen, geistigen Fähigkeiten und Erscheinungsformen eines Menschen zusammengefasst. Shen ist unser Geist und wohnt nach chinesischer Auffassung im Herzen. Shen benötigt für sein Wohlbefinden ausreichend Herzblut = Herz-Yin. Dieser Geist-Shen (unser Denken, Fühlen, unsere Persönlichkeit) fühlt sich zunehmend unwohl in seiner Umgebung, er zeigt depressive Züge und ist innerlich nervös und angespannt.

Folgende Symptome können hierfür ein Hinweis sein: Schwindel, „benebelt sein", Konzentrationsstörung. Auch wechselnde Missempfindungen in Extremitäten werden in der TCM-Literatur als Folge eines Yin-Mangels beschrieben. Es handelt sich allerdings nicht um eine klassische Depression, die in der chinesischen Medizin eine Menge „Schleim" voraussetzt. Dies könnte erklären, warum Antidepressiva bei Borreliosepatienten kaum Wirkung zeigen. Wird eine Depression im Sinne der chinesischen Medizin diagnostiziert, besteht in aller Regel eine massive „Schleimansammlung mit Ablagerung im Herzen" und somit Benebelung des Geist-Shen. In solchen Fällen wirken schulmedizinische Antidepressiva und eine antidepressive chinesische Behandlung mit lösenden Kräutern und Akupunktur.

## Praktische Vorgehensweise in der TCM

Zu Beginn steht eine ausführliche Befragung des Patienten über seine gesamte Lebenszeit, vor allem Auftreten und Veränderungen der Symptome. Puls- und Zungendiagnostik erlauben dann eine klar chinesische Diagnosestellung bezüglich des vorliegenden Disharmoniemusters.

Bei der Therapie ist entscheidend, ob eine Vorbehandlung mit Antibiotika stattgefunden hat, derzeit stattfindet oder abgeschlossen ist. Ebenso von Bedeutung ist, ob eine Neurotoxinausleitung durchgeführt wird oder wurde. Antibiotika sind nach der traditionellen chinesischen Lehre Kälte zuführende Substanzen, die auch entsprechende Störungen im Körper bewirken können.

## Kräutertherapie:

Die Kräutertherapie orientiert sich zunächst an der bereits geschilderten individuellen Situation des Grundsyndroms. Die spezifische Kräutertherapie erfolgt nach vorliegender Art der Infektion, Stadium der Borreliose (mit oder ohne Aktivitätszeichen) und den Co-Infektionen. Hierbei kommen auch die bewährten Kräuter der TCM aus der Behandlung der Syphilis, der Leptospirose und der Tbc in Frage. Die Kräuterrezeptur wird für jeden Patienten individuell erstellt. Insbesondere muss immer die aktuelle Situation des Patienten berücksichtigt werden.

## Akupunktur

Die Akupunktur-Therapie findet nach individueller Punktauswahl und deren Variation nach entsprechender aktueller Situation statt. Kräuter- und Akupunktur-Therapie wirken entsprechend synergetisch und stellen eine unabdingbare Einheit für den optimalen Therapieerfolg dar. Die Leitbahnen (Meridiane) werden von Blockaden und Störungen befreit. Die Kräuter können so effektiver wirken. Besonders gute Auswirkungen der Akupunktur sieht man bei Schlafstörungen, Schwindel, Parästhesien und Paresen.

**Wiederherstellung und Stärkung der Abwehrkräfte.**

Unabdingbar aus chinesischer Sicht ist der Wiederaufbau der Körperabwehr (so genanntes Wei-Qi) schon während der laufenden spezifischen Therapie, vor allem während der Ruhephasen und im Anschluss an einen Behandlungszyklus. Hierzu werden wiederum auf den einzelnen Patienten abgestimmte Kräuter, die in China zur Behandlung von AIDS-Patienten eingesetzt werden, Akupunktur, Tuina-Massagen (Meridianmassagen) und Eigenbluttherapie angewendet.

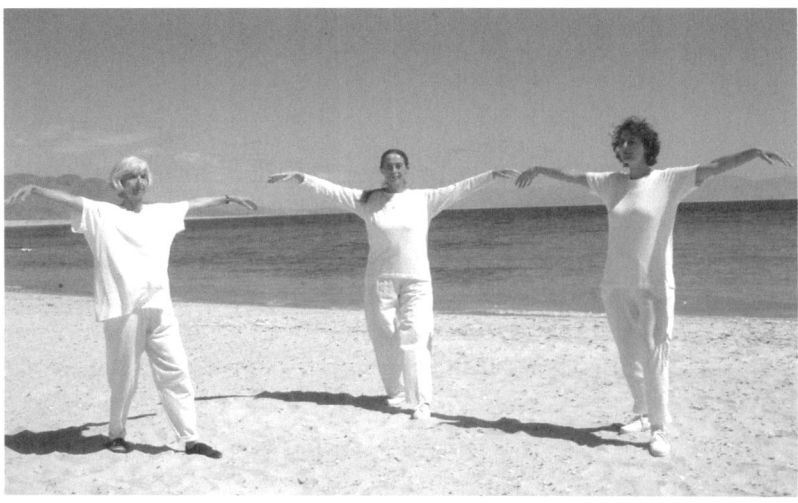

**Psychomentale Gesundheit und Leistungsfähigkeit**

Neben den klinisch-wissenschaftlich auch nachweisbaren Beeinträchtigungen des Gehirnstoffwechsels(zum Beispiel Tryptophan-Serotonin-Achse) und den daraus folgenden erheblichen Störungen der psychomentalen Leistungsfähigkeit, ist die psychisch-seelische Auswirkung dieser Erkrankung enorm: oft jahrelanger Leidensweg, fehlende Anerkennung im sozialen Umfeld, teils unverschämte Diffamierung als psychotisch-hypochondrischer Simulant bis hin zum Komplettverlust der

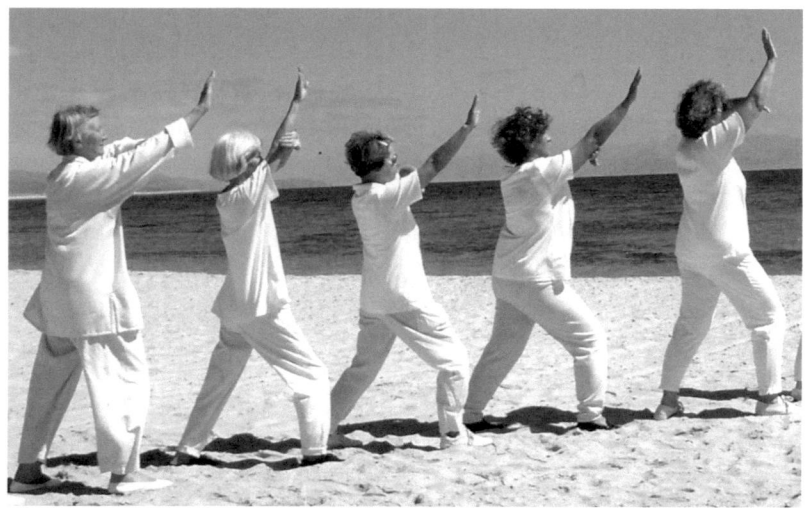

persönlichen Wertigkeit im privaten und beruflichen Lebensbereich.

Hier leisten Elemente der **fernöstlichen Psychotherapie** wie Achtsamkeitsmeditation, spezielle Atemübungen, Akzeptanz-Loslass-Training, Yoga und Qi Gong sehr große Hilfe und runden das Gesamtkonzept einer ganzheitlichen Behandlung nachhaltig ab.

TCM begleitet den Menschen in seiner Leidens- und Lebenssituation dauerhaft und greift immer dann mehr oder weniger intensiv helfend ein, wenn es erforderlich ist.

Nachdem die Borreliose als chronische Infektionskrankheit in ihrem Verlauf, ihrer Ausprägung und ihren Aktivitäts-Ruhephasen von unglaublich vielen Faktoren abhängig beeinflusst wird, erscheint eine möglichst umfassende, nicht belastende und dem Bedarf angepasste ganzheitliche Therapie zwingend erforderlich. Belastende Faktoren sind hier zum Beispiel Persistenz des Erregers, Co-Infektionen, chronische Inflammationsprozesse, Behandlungsfolgen, Umweltgifte, eine ungesunde Lebensweise und vieles mehr.

Die alleinige Abtötung der Krankheitserreger - ob durch Antibiotika oder sonstige Methoden - wird meiner Meinung der Komplexität der Erkrankung und des Infizierten nicht gerecht.

Die TCM ist eine mögliche individuelle ergänzende und vor allem wirksame Heilmethode.

Dies konnte in der im April 2011 veröffentlichten **Studie zur Wirksamkeit von TCM bei chronischer Borreliose** ein Stück weit objektiviert werden. Kostenloses Download: www.dr-med-kiehl.de

**Mit Borreliose leben – ja, es geht!**

Wir (Behandler und zu Behandelnde) könnten damit beginnen, uns ein wenig von unserer allzu technisch-wissenschaftlichen Reparaturmentalität zu lösen und versuchen, mit Veränderungen vernünftig umzugehen und das Bestmögliche daraus zu machen. Unser ganzes Leben befindet sich in kontinuierlicher fortschreitender, abhängig bedingter Veränderung. Dabei gibt es Faktoren, die wir nicht oder nicht mehr beeinflussen können. Diese bestimmen die jetzige Ausgangslage. Wie wir aber in diesem Augenblick mit unseren Schmerzen, Gefühlen und dem gesamten Drama umgehen, wie wir reagieren, welche Impulse wir geben, das bestimmen  sehr wohl nur wir selbst.

**Der zweite Pfeil**

Ein vielleicht hilfreicher Denkanstoß für uns alle ist die alte chinesische Geschichte vom zweiten Pfeil.

Wenn ein Krieger im Kampf einen Pfeil (die Borreliose) in das Bein geschossen bekommt und er sich verzweifelt, mit dem Schicksal hadernd, die Haare rauft, schießt er den zweiten Pfeil gleich selbst ins andere Bein, um zu verhindern, dass er aufstehen, weiterkämpfen und den Kampf gewinnen kann. Überwindet er sich stattdessen und zerbricht den zweiten Pfeil, vergräbt die Pfeilspitze, vertraut auf seine Kraft und konzentriert sich auf das, was eben jetzt im Augenblick getan werden muss, dann kann er überleben.

Also hören wir auf, ständig den zweiten Pfeil loszuschicken. Nehmen wir die „Ausgangslage" hin, vertrauen auf unsere Stärken und fördern diese mit positiver Motivation. Dies setzt Energien frei, die das Leiden lindern und das Drama erträglicher machen.

Der Autor, Dr. med. Lothar Kiehl, praktiziert seit 24 Jahren als Facharzt für Allgemeinmedizin in Weiden und beschäftigt sich seit nahezu 20 Jahren aus persönlicher familiärer Betroffenheit mit Borreliose. Es vergeht kein Tag, an dem er sich nicht mit Borreliose und ihren Erscheinungsformen auseinander setzt. Eingebettet in seinen ganzheitlichen Gesundheitspraxen (Naturheilverfahren, Alternative Schmerztherapie, Traditionelle Chinesische Medizin) betreut er seit vielen Jahren Borreliose-Patienten mit einem seit Jahren bewährten therapeutischen Konzept. Er ist Mitglied der internationalen Therapeutenvereinigung ILADS (Internationale Lyme and Associated Diseases Society) und der Deutschen Borreliose-Gesellschaft und orientiert sich in schulmedizinischer Diagnostik und Therapie überwiegend nach deren Leitlinien.

# Alles was gut tut bei Borreliose von A-Z

## Hilfen, Methoden und individuelle Selbsterfahrungen,

wie man mit den Beschwerden einer Borreliose umgehen kann

### Ablenken und Neudenken

„Es sind nicht die Dinge, die uns beunruhigen, sondern das, was wir über die Dinge denken", gab uns 1 bis 65 nach Christus der römische Philosoph Seneca mit auf den Weg. Gefühle wie Schmerzen, Hoffnungslosigkeit und Verzweiflung hängen also nicht davon ab, was passiert, sondern welche Bedeutung wir diesen Geschehnissen beimessen. Positive Denkweisen erzeugen positive Gefühle. Negative Gefühle und Sichtweisen führen zu negativen Emotionen und verstärken das Schmerzempfinden. Wer dies erkannt und gespürt hat, kann seine Gefühle steuern und bremsende Sichtweisen abstellen oder korrigieren. Eine erfahrene Borreliose-Beraterin pflegt Ratsuchenden mit viel Erfolg zur Nachahmung zu sagen: „Ich habe Borreliose. Aber ich bin nicht die Borreliose. Ich selbst habe die Macht, zu entscheiden, wie ich mich fühle und wie ich darauf reagiere."

Was dabei hilft: Lieblingsmusik, Gartenarbeit, Fotografieren, Malen, Brief schreiben, Tagebuch, schöne Gedanken, alles ohne Stress, nur um der Muße willen, Naturfilme in schlaflosen Nächten, ein packendes Buch, Beten. Was der Seele gut tut, hilft auch dem Körper.

### Akupunktur

Das „Nadelstechen" aus der Traditionellen chinesischen Medizin (TCM) regt unter anderem die Produktion des Körpereigenen Schmerzmittels Beta-Endorphin an, was bei Gelenkentzündungen und Fibromyalgien Linderung verspricht. Akupunktur wird von fast allen gesetzlichen Krankenkassen bezahlt.

Die Behandlung mit der Laserakupunktur ist völlig schmerzfrei. Dabei werden die Akupunkturpunkte mittels Hochleistungs-Laser behandelt und die betreffende Partie dann mit Laserdusche und lockernden, entzündungshemmenden Frequenzen behandelt.

## Aku-Taping

Aku-Taping ist eine neue therapeutische Methode, bei der dehnbare Klebeverbände (Tapes) nach den Grundlagen und Regeln der Akupunktur und der Traditionellen Chinesischen Medizin über vorgedehnte Muskel- und Gelenkzonen geklebt werden. Bewegen sich Muskeln und Gelenke, bleibt die Haut am Tape-Verband kleben. Dadurch kommt es zu einer permanenten Verschiebung der Haut gegen die Unterhaut und dadurch zu einer Reizung der darunter liegenden Muskel-, Bänder- oder Gelenkpartien. Der Schleswiger Orthopäde Dr. Kay Liebchen, Mitautor des Buches (Aku-Taping, ISBN 3-8304-2212-1) weist für Borreliose-Patienten darauf hin, dass diese Tapes bei nahezu allen Formen von Muskelverspannungen und Gelenkbeschwerden Linderung verschaffen. Speziell bei Gelenkergüssen regen sie den Lymphfluss an und unterstützen die Rückbildung eines Gelenkergusses. Einziger Nachteil: Man braucht einen Partner, der die Tapes aufklebt. Vorteil: Sie bleiben drei bis sieben Tage auf der Haut und halten Duschen aus.

## Akzeptanz

Nicht Abfinden aber Akzeptieren, dass der Körper im Moment andere Prioritäten setzt und nicht überfordert werden will. In sich hineinhören.

## Annahme

Der Arzt als Placebo ist ein nicht zu unterschätzendes Scheinmedikament, bemerkt Prof. Dr. Dietrich Grönemeyer in seinem Rückenbuch. „Wir können dem Patienten Selbstvertrauen schenken und so seine Selbstheilungskräfte mobilisieren. Umgekehrt können wir ebenso als „Nocebo" wirken: „Ein falsches Wort zur falschen Zeit – und die beste Behandlung greift nicht". Menschen meiden, die uns nicht ernst nehmen.

## Arnika

Arnika-Umschläge kühlen Gelenkentzündungen.

## Aromatherapie

Extrakte von Kamille, Lavendel, Wacholder, Eukalyptus und Rosmarin wirken schmerzlindernd bei Rückenschmerzen, verspannten Nacken und Schultern.

## Autogenes Training

Für diese sehr wirksame Entspannungstechnik braucht man Anleitung und regelmäßige Übung. Ziel ist, sich in eine Bewusstseinsebene zu versetzen, in der wir krankheitsfördernde Angewohnheiten, Süchte und Gedanken entlernen können. Siehe auch Kapitel „Das heilende Bewusstsein". Volkshochschulen und Krankenkassen vermitteln Kurse.

## Benediktenkraut (Cnicus benedictus)

Die einjährige distelartige Pflanze aus dem Mittelmeergebiet erhielt ihren Namen durch den Heiligen Benedikt von Nursia, der den Anbau in Klostergärten empfahl. Für die Heildroge werden hauptsächlich getrocknete Bruchstücke der drüsig behaarten klebrigen Laub- und Hüllblätter sowie der derben Stängel verwendet.

Inhaltsstoffe: Ätherische Öle, Bitterstoffe (vor allem Cnicin), außerdem Lactone, Triterpene, Phytosterole, Flavonoide und viele Mineralstoffe (besonders Kalium und Magnesium).

Anwendungsgebiete: Innerlich bei Leber- und Gallenleiden, Wirkung gegen Mikroben, als harntreibendes Mittel, bei fieberhaften Erkrankungen („Wechselfieber") und Herzfunktionsstörungen. Äußerlich als lokales Wundmittel (entzündungshemmend, antibakteriell). Es existieren keine schulmedizinisch erhärteten Beweise für diese Wirkungen. Wird seit jeher als Bittermittel für Kräuterliköre verwendet.

Nebenwirkungen: Allergien gegen Inhaltsstoffe sind möglich. Keine Einnahme bei Schwangerschaft! Dosierung: Zu den Mahlzeiten 2 bis 3 mal täglich 2 bis 3 Teelöffel pro Tasse kalt aufsetzen und zum Sieden bringen, 5 Minuten ziehen lassen.

Beobachtungen borreliosekranker Anwender: Positive Wirkungen auf pathologische Leberwerte und die Entgiftung, Stabilisierung des gesundheitlichen Allgemeinbefindens.

**Beten**

Der Apostel Paulus schreibt (1 Kor 15, 3-5) "Christus ist für unsere Sünden gestorben, gemäß der Schrift, und ist begraben worden. Er ist am dritten Tag auferweckt worden, gemäß der Schrift, und erschien dem Kephas, dann den Zwölf."

Das Leben ist nicht mehr hoffnungslos.

Niemand muss mehr verzweifeln.

Niemand muss mehr sich selbst aufgeben.

Das Leben hat über den Tod gesiegt.

Jetzt hat Gott das letzte Wort

Das gibt unserem Leben neuen Schwung...

Siehe auch Seite 97

**Bewegung**

„Mir tut alles weh", begründen viele Ratsuchende am Telefon ihre Immobilität.

Wer aber den Inneren Schweinehund überwindet, merkt innerhalb von wenigen Wochen, dass die Bewegung – möglichst an frischer Luft – nicht nur Muskeln, auch den Herzmuskel kräftigt und die Ausdauer trainiert. Wichtig ist, dass man klein und behutsam anfängt und sich nicht überfordert, zum Beginn eher unterfordert, damit Mut und Lust auf Mehr wachsen und motivieren. Ideal sind Gehen, Walken, Joggen bei langsam wachsender Strecke und Geschwindigkeit.

Eine wahre Geschichte: Eine Patientin begann mit einer täglichen Runde um ihr Wohnviertel. Dazu brauchte sie anfangs 20 Minuten als Mischung aus Joggen und Gehen. Nach einem Monat war sie in 15 Minuten wieder zuhause, nach zwei Monaten in 12 Minuten, nach drei Monaten in 10 Minuten. Nach fünf Monaten ging sie in einen Lauftreff und begann mit den Anfängern bei fünf Stundenkilometern über eine volle Stunde mit zehn Gehpausen. Wenn sie heute die alte Runde ums Viertel drehen würde, wäre sie in fünf Minuten wieder am Ausgangsort.

Zugegeben, damals hatte sie kaum Gelenkbeschwerden, sondern mehr ziehende Schmerzen in Bein- und Armmuskeln sowie extreme Nackensteife und Konzentrationsstörungen, die nach ihren kleinen und dann größeren Ausflügen und einer heißen Dusche mit Dehnübungen kaum noch spürbar waren, auch wenn sie sich am nächsten Morgen wieder meldeten. Aber die Droge Sport war ihr lieber als Medikamente zu schlucken.

Was kann man tun, wenn die Gelenke schmerzen, wenn man gar mit Schwindel belastet ist, so dass man gar nicht vor die Haustüre möchte? Nordic Walking ist unter den Trend-Sportarten vermutlich das Gescheiteste, was in den letzten 30 Jahren erfunden wurde.

Freilich darf man die beiden Stöcke nicht einfach Spazieren tragen, das bringt gar nichts, eher noch Verspannungen in Schultern und Rücken. Gelehrige lernen es mit einem Büchlein selbst, aber empfohlen sei schon ein richtiger Kurs, den die Turnvereine und auch manche Krankenkassen anbieten. Entscheidend ist nämlich, dass man die Gewichtlast des Körpers auf die Gelenke durch den Einsatz der Stöcke im günstigsten Fall halbiert und dabei noch Bewegungsabläufe über Arme, Schultern, Hüften und Sprunggelenk in Gang setzt, so dass der Körper funktioniert wie eine harmonische Maschine. Das kann sehr sportlich aussehen und überhaupt nicht kränklich und gebrechlich. Abgesehen davon sieht man nicht nur Kranke oder Gebrechliche mit den Stöcken, sondern ebenso Junggebliebene Dynamische, teilweise in schicken Laufanzügen. Auch die Kombination Joggen mit Walking-Stöcken ist eine Alternative für Jogger, deren Sprunggelenke nach Entlastung schreien.

Weitere Bewegungsmöglichkeiten: Schwimmen, Wassergymnastik und hierbei besonders Aqua-Jogging, das ist gelenkschonendes Joggen im tiefen Wasser mit einem Auftriebgürtel, damit man nicht untergeht. Wer gar nicht mehr aus dem Hause kommt, sollte sich eine Hometrainer beschaffen und darauf seine täglichen Runden, ebenfalls mit wachsender Intension, drehen.

**Bienengift**

Es soll bei unerträglichen Schmerzzuständen Linderung bringen. Dazu muss es unter die Haut injiziert werden. Arzt fragen.

**Biofeedback**

Schmerzlinderung durch die Kraft der Gedanken beginnt damit, dass feine, am Körper angebrachte Elektroden die Anspannung des Patienten messen und auf einem Monitor sichtbar machen. Der Therapeut gibt Anweisungen, wie man physiologische Vorgänge wie Herzfrequenz, Blutdruck und Muskelanspannung selbst mental beeinflussen kann. Man sieht auf dem Monitor, wie sich durch die Kraft der Gedanken die Schmerzparameter verändern und günstigenfalls abschwächen. Bei Menschen mit chronischen Schmerzen oder Angststörungen wurden damit schon bemerkenswerte Erfolge erzielt.

Ziel ist, dem Patienten ein Ungleichgewicht der Hirnaktivität optisch sichtbar zumachen und ihn anzuleiten, wieder eine Balance herzustellen. Die Messwerte der Elektroden werden im Computer in hörbare Töne und sichtbare Kurven überführt. Man sieht seinen Blutdruck und lernt, die Blutgefäße willentlich zu verengen oder zu erweitern. Man sieht die Macht der Muskelanspannung und begreift, dass sich diese Parameter durch Gedanken beeinflussen lassen. Viele Schmerzpatienten erlangen mit der Zeit ein falsches Bild von ihrer Selbstwahrnehmung und lernen nun am Monitor, diese schmerzmindernd zu korrigieren.

**Bloggen** (siehe auch Symptom-Tagebuch)

Was ist ein Weblog? Es ist eine Wortschöpfung aus Web (Netz) und Log (Tagebuch), allerdings nicht wie bei jungen Mädchen unter größter Geheimhaltung bei Kerzenschein gekritzelt, sondern am Computer „gebloggt" und im World Wide Web veröffentlicht. Die Nutzer des www.borrelioseforum.de hinterlassen hier ihre Gedanken, Ängste und Glücksmomente.

## Chinesische Schmerzübung

Man reibt das schmerzhafte Gelenk mit der Handfläche im Uhrzeigersinn etwa hundert Mal. Ob die Reibungswärme oder eine magnetische Wirkung zur Linderung führt, bleibt ein Geheimnis. Die Übung gelingt nicht bei jedem.

## Darmsanierung

Für die Darmsanierung gibt es verschiedene Ansätze. Wichtig dabei sind viel lauwarmes Wasser, Kräutertees, überdurchschnittlich lang gekauter Reisschleim, Entspannungspausen mit Leberwickel und Wärmeflasche auf dem Bauch, Trockenbürstenmassagen und viel Schlaf.

Verboten sind Fleisch, Wurst, Bohnenkaffee, Schwarzer Tee, Nikotin, Alkohol, Industriezucker. Nach einer Antibiose ist es oft erforderlich, gute Bakterienstämme wieder anzusiedeln. Dies gelingt mit probiotischen Lebensmitteln, z.B. Joghurt und Milchprodukte mit lebenden Bakterienkulturen, auch Sauerkraut und andere Produkte mit Milchsäurebakterien. Es gibt auch freiverkäufliche apothekenpflichtige Produkte, in denen sich bis zu sechs verschiedene wichtige Bakterienkulturen in Kapselform befinden, die man entweder öffnet und über das Essen verteilt oder als Kapsel zum Essen schluckt.

## Dehnen (siehe auch Yoga)

Über Nackensteife klagen viele Borreliose-Patienten. Schnelle Abhilfe bringen zwar Muskel entspannende und Entzündung hemmende Medikamente. Aber die gehen auf die Dauer auf den Magen. Und wer will schon ständig Medizin schlucken. Speziell für die häufige Nackensteife wurden wir im Rückenbuch von Prof. Dr. Grönemeyer fündig.

Die Abbildung der verschiedenen Halsmuskeln zeigt sehr anschaulich, was da die Bewegung des Halses hemmt.

Bei Nackensteife sitzt der Kopf auf dem Hals wie festgeschraubt, als habe man einen eisernen Kleiderbügel implantiert. Die Halsmuskeln fühlen sich an wie harte Ledergurte, die den

Kopf auf die Halswirbel pressen. Manchmal knacken sie laut, wenn man den Kopf dreht. Doch Schonhaltung hilft nicht weiter.

Man muss die verdickten und deshalb gekürzten Muskeln dehnen wie ein Gummiband. Jogger tun das mit ihren überanstrengten Oberschenkel- und Wadenmuskeln stets nach dem Lauf. Wichtig ist, dass die Dehnung ausreichend lang, wenigstens 30 Sekunden gehalten wird. Danach muss man ganz langsam loslassen. Am Anfang und in Akutmomenten gelingt diese entspannende Übung am besten unter der warmen Dusche. Zwei, drei Wiederholungen verstärken den entspannenden Effekt, der mit Gummiband-Ausleiern zu vergleichen ist.

### Dorn-Methode

Diese wissenschaftlich nicht anerkannte Therapie gegen Rücken- und Gelenkschmerzen wurde um 1975 von dem Allgäuer Landwirt Dieter Dorn entwickelt. Sie enthält Elemente der Chiropraktik, der traditionellen chinesischen Medizin sowie spezielle Selbsthilfe-Übungen. Teilweise wird diese Methode mit Massageangeboten nach Rudolf Breuß kombiniert. Einen Dorn-Therapeuten findet man unter www.dorntherapeuten.de. Die Qualifikation der Therapeuten ist sehr unterschiedlich, da eine staatlich geregelte Ausbildung fehlt und man die Befähigung bereits in Wochenendkursen erlernen kann.

### Eigenblut

Diese sehr alte Naturheilkunde-Anwendung zählt zu den Umstimmungs- oder Reizkörpertherapien. Entnommenes Venenblut wird sofort wieder in die Muskulatur gespritzt. Bei Variationen ist das entnommene Blut vor der Infiltration mit UV-Licht bestrahlt oder mit Sauerstoff oder Wirkstoffen angereichert. Siehe auch Borreliose Wissen Nr. 22.

## Elektrotherapie

Manche Nervenschmerzen vermindern sich unter niedrigfrequentem elektrischen Strom. Dafür werden viele mehr oder weniger überzeugende Geräte angeboten. Reelle Erfahrungen holt man sich am besten bei den Selbsthilfegruppen.

## Entgiften

Fasten, Bindegewebsmassage mit Lymphdrainage, Algen (AFA, Spirulina, Chlorella) versprechen entgiftende Wirkung. Bei stoffwechselbedingtem erhöhten Cholesterinspiegel kann man mit Colestyraminharz (Therapie Hartmann/Shoemaker) entgiften und etwaige Borrelien-Nervengifte entsorgen.

## Entspannen

siehe auch Autogenes Training, Dehnen, Progressive Muskelentspannung.

Muskuläre Dysbalancen wie bei Borreliose und Fibromyalgie brauchen gezielte Therapie zur Verringerung der Eskalationsspirale: Schmerz - Muskelverspannung – Schmerz. So, wie sich die Katze nach dem Schläfchen streckt und reckt, um Muskeln in Beinen und Wirbelsäule zu dehnen, helfen die richtigen Übungen, um verkrampfte Muskeln an Rücken, Bauch, Nacken, Hals, Kiefer, Beinen, Schultern, Armen, Händen und Fingern schmerzlindern zu lockern. Buch-Tipp: „Mach dich locker", Dr. Thomas Laser, Trias-Verlag, ISBN 3-8304-3255-0.

## Enzyme

Präparate wie Wobenzym, Phlogenzym, Musal, Bromelain (Ananas) und Papain (Papaja) helfen beim Entgiften und bei der Ankurbelung von Stoffwechselprozessen.

## Ernährung

Unsere Ernährung ist neben der Bewegung und einem optimistischen Geist die dritte Säule für ein starkes Immunsystem. Wenn man in die Supermarkt-Einkaufswagen blickt, sieht das ganz schlecht aus. Dem Immunsystem förderlich sind folgende Produkte gewiss nicht:

Industriell gefertigte Waren wie Kuchen, Kekse, Kremtorten, Eiskrem, Fruchtjoghurt, eingeschweißter Käse, Tütensuppen, Trocken-Fertiggerichte, Bratkartoffeln aus der Packung, Pfannkuchenteig zum Schütteln, Schweineschmalz, Chips, Pommes frites, fettes Fleisch, Wurst, Pasteten, fertige Dressings, Soßen, Süßspeisen, Majonäse mit hohen Fettgehalt, Zucker, Milchschokolade und alles von langer Haltbarkeit.

Ohje, mag manch Konsument jetzt seufzen. Was kann ich denn dann überhaupt noch essen? Auch ohne diese Dinge kann man sich gut, gesund und qualitativ viel höherwertig ernähren, wenn man frisch kocht sowie saisonale und regionale Lebensmittel bevorzugt, wie es die Sterne-Küche seit langem anpreist. Erforderlich ist dafür nur ein gewisses Interesse für Lebensmittel, statt für „Totmittel" sowie für moderne, qualitätsschonende Garmethoden. Siehe auch ausführliches Kapitel Ernährung, Seite 33.

### Essenzielle Fettsäuren

Dr. Burrascano empfiehlt zur Besserung bei Schmerzen, Schwäche, Benommenheit und Depression Linol- und Arachidonsäuren, zum Beispiel Fischöl, Nachtkerzenöl oder Öl aus schwarzen Johannisbeeren oder Borretsch.

### Fantasiereise

Geistige Spaziergänge zu spezieller Entspannungsmusik des Therapeuten Dr. Arnd Stein genießen den Vorteil, dass sich selbst verspannte Menschen wie durch einen Sog aus ihrer Schmerzwelt befreien. Der natürliche Rhythmus von 60 Taktschlägen pro Minute (PulsTakt60) unterstützt den Erholungseffekt und fördert das körperliche und seelische Wohlbefinden. Jeder Titel hat einen unverwechselbaren Charakter und lädt zu entspannenden musikalischen Fantasiereisen ein. Die etwa 30 Minuten langen CDs (in Musikgeschäften) sind eine strategische Mischung aus Klassik, moderner Musik und Sprechtexten in verschiedenen rhythmischen Phasen. Weitere Informationen unter: www.vtm-stein.de

**Farbentiefwärme**

Dabei handelt es sich um Wärmebehandlung mit Infrarot-Licht, das durch Hinzufügung einer symbolisch für den Patienten angenehmen Farbe die Vorstellungskraft für Gesundung stärken soll.

**Galileo-Vibrationstherapie**

Bei diesem Gerät zur Stärkung der Muskulatur von den Beinen bis zum Nacken (dient auch der Knochenverdichtung bei Osteoporose) steht der Patient auf einer vibrierenden Platte. Diese „Powerplate" wird teilweise sogar bei Discountern angeboten. Als tägliche Trainingseinheit reichen vier bis sechs Minuten.

**HBO**

HBO-Therapie (Hyperbare Oxygenation = Sauerstoff-Überdruck) wurde in den letzten Jahren an Borreliose-Patienten probiert und für „lohnend für weiterführende Studien" bezeichnet.

Darunter versteht man das Inhalieren von reinem Sauerstoff unter höherem Umgebungsdruck, als wäre man als Taucher dem Druck tiefen Wassers ausgesetzt. Dies lässt sich in einer Druckkammer simulieren. Der eingeatmete Sauerstoff tötet Bakterien ab. Gesetzliche Krankenkassen bezahlen die „Tauchfahrten" nicht. Je nach Druckkammer-Betreiber kostet jede Tauchfahrt zwischen 26 Euro (Andalusien) und 100 bis 150 Euro in einer deutschen Druckkammer. Preisverhandlungen sind möglich. Die Liste der deutschen Druckkammern erfährt man vom Verband Deutscher Druckkammern, Cuno-Nigel-Str. 3, 83278 Traunstein, Tel. 0861-12589.

**Heilfasten**

siehe Kapitel Ausleiten, Seite 86.

**Heilpraktiker**

Es ist eine harte Schule des Lernens und Verstehens, bis man seine Heilpraktikerprüfung besteht. Sie wird von Ärzten abgenommen und der größte Teil der Absolventen schafft diese Prüfung nicht. Dies sei vorher gesagt, weil man auch wissen muss, dass Heilpraktiker keine Infektionskrankheiten therapieren dürfen. Sie kommen trotzdem im Zusammenhang mit der Borreliose immer wieder ins Spiel, weil sie sich einzelner Symptome und der Kräftigung oder auch Modulation des Immunsystems annehmen dürfen. Es gibt trotzdem etliche Heilpraktiker (und Ärzte), die ihre Borreliose nicht loswerden. Wichtig: In Bundesländern mit Meldepflicht für Borreliose unterliegen Heilpraktiker besonderen Beschränkungen.

## Heilstollen

Der Heilstollen in Bad Gastein ist für viele Kranke mit der Diagnose Fibromyalgie, Morbus Bechterew, Rheuma und Borreliose die letzte Hoffnung. Im Stollen wird das geruch- und farblose Radon mit seinen energiereichen Alphastrahlen über Lunge und Haut aufgenommen. Es regt die Reparaturmechanismen der Zellen an und ist nach drei Stunden wieder komplett aus dem Körper verschwunden.

Die Schmerzlinderung sei am besten drei Monate nach der Therapie, versprechen die Betreiber, und sie halte bis zu neun Monaten an. Nachdem über ein Dutzend deutscher Krankenkassen die Kosten der Stollentherapie bezahlen, muss etwas dran sein.

Bereits seit 1953 fahren die Patienten nur in Bademantel und Badekleidung gehüllt mit der gelben Untergrundbahn in den Berg auf eine Höhe von 1888 Metern. Schon unterwegs ziehen sich die ersten aus, weil es 37 Grad Celsius und wärmer und feucht wird. Weil sich danach wegen der starken Schweißbildung die meisten splitternackt ausziehen, werden die Patienten nach Männlein und Weiblein getrennt. Weiter oben, auf 2238 Metern ist es noch feuchter und über 41 Grad warm.

Die Therapie dauert eine Stunde und acht Behandlungen sollten es mindestens sein, damit der biologische Rhythmus nicht aus dem Tritt gerät. Preis 2012: pro Einfahrt 61,30 Euro; Ermäßigungen ab der 5. und 10. Einfahrt. Pro Woche sind drei bis vier Heilstolleneinfahrten sinnvoll.

Viele Krankenkassen geben Zuschüsse. Info: Gasteiner Heilstollen, A-5645 Bad Gastein/Böckstein, www.gasteiner-heilstollen.com

## Heublumen

Heublumenkompressen aus der Apotheke kühlen und wärmen schmerzhafte Gelenke.

## Homöopathie

Einiges bei Naturheilern und Heilpraktikern nennt sich homöopathisch, was aber nichts mit der klassischen Homöopathie nach Samuel Hahnemann zu tun hat. Sie braucht weder Labor noch Resonanz- oder Analysegeräte, sondern setzt hoch verdünnte Wirkstoffe in Form von Tabletten, Tropfen oder Streukügelchen (Globuli) ein.

Die symptomatische Homöopathie verwendet Mittel gegen ganz bestimmte Beschwerden. Die ganzheitliche Homöopathie hingegen sucht ein Mittel, das zur Persönlichkeit des Patienten passt. Der Weg dorthin läuft über eine Anamnese, die weniger die Krankheitsgeschichte als mehr das Gesamtbild des Patienten, seine Abneigungen, seinen Charakter, seine Lebenseinstellung einbezieht. Vorteil dieses Mittels, das man Konstitutionsmittel nennt, ist, dass es den Körper befähigt, seine Selbstheilungskräfte in Gang zu bringen. Der Homöopath von heute sitzt an seinem Laptop, tippt die Angaben zur Anamnese ein und erhält über sein, meist selbst erstelltes Computerprogramm die möglichen Wirkstoffe gezeigt, die zu einer ganz individuellen Konstitution eines Patienten passen. Deshalb ist es sinnlos einen Borreliosepatienten nach seinem Mittel zu fragen. Es wirkt nur bei ihm. Siehe auch Literaturempfehlungen.

## Hypnose

Das sehr alte Heilverfahren erzeugt einen Trancezustand zwischen Schlafen und Wachsein, in dem Selbstheilungskräfte von Körper und Geist aktiviert werden können. Es ist geeignet, nicht verarbeitete Probleme, die eine Heilung behindern, ins Bewusstsein zurück zu holen und sich neu damit auseinander zu setzen. Siehe auch Kapitel Bewusstsein Seite 44.

**Immunsystem** siehe Seite 26

### Johanniskraut-Öl

Aconit-Nervenöl (Apotheke) zur kurzfristigen Linderung von Nervenschmerzen kann man aus Johanniskraut-Blüten (Mitte Juni) selbst herstellen.

### Juckreiz

Er kommt von jetzt auf gleich, zum Beispiel an den Füßen und/oder an den Händen.

Ein Gefühl, als habe man giftdurchtränkte Strümpfe an oder sei mit beiden Händen in eine Tinktur mit Reizstoffen geraten. Der Juckreiz ist schier unerträglich, besonders wenn man unterwegs ist und nicht die Schuhe von sich schleudern und kratzen kann. Die Hände werden weiß und fast mehlig vom Kratzen, anders lässt sich dieser Juckreiz nicht ertragen.

Wenn man Zuhause ist, hilft ein Bad der Füße und der Hände in heißem Wasser. Die Wirkung hält länger an, als wenn man das in kaltem Wasser versucht. Mag sein, es sind die Borrelien, die uns piesacken und sofort aufhören, sobald es über 37 Grad Celsius heiß wird. Ausprobieren!

### Kältetherapie

Eisbeutel, gekühlte Gel- und Kirschkernkissen sowie Aufenthalt in einer Eiskammer empfinden Patienten mit entzündeten überwärmten Gelenken als Schmerzstiller.

### Klangtherapie

Misstöne erzeugen Missstimmungen, machen aggressiv, depressiv und traurig. Angenehme Töne hingegen oder eine liebe Stimme heben die Stimmung, besänftigen, beruhigen, schenken Zuversicht und Hoffnung. Diese psychische Einflussnahme von Tönen macht sich die Klangtherapie auf unterschiedliche Art zu Nutze.

Die Musiktherapeuten in manchen Reha-Kliniken legen Borreliose-Patienten mit Schlafstörungen und den ganzen Körper ausfüllenden Schmerz in die Klang-Wiege. Das ist ein etwa zwei Meter langer hölzerner, mit Musiksaiten bespannter Einbaum, den sie im Atemrhythmus des Patienten zum Klingen bringt. Viele Patienten fallen bereits nach fünf bis sechs Minuten in einen wohltuenden Entspannungszustand. Der Schmerz reduziert sich, zu hoher Blutdruck senkt sich. Die Gedanken fliegen. Viele schlafen nach dieser Therapie erstmals seit langer Zeit wieder durch.

## Kneipp

Kneippsche Güsse und Waschungen sind gewohnheitsbedürftig, hinterlassen aber subjektives Wohlbefinden. Wer zum Beispiel vor dem Zubettgehen friert, sollte sich mit einem Waschlappen von oben bis unten kalt abwaschen und nass unter die Zudecke schlüpfen.

## Knoblauch

Roher Knoblauch (Vitamin B1/Thiamin) hemmt krankmachende Darmbakterien und Pilze und vermindert die Aufnahme schädlicher Umweltgifte. Seit 2010 ist ein Präparat mit besonders hohen Knoblauch-Konzentrationen (450 mg) aus gefriergetrocknetem Knoblauch auf dem Markt. Borreliose-Patienten berichteten, dass sich ihr Allgemeinbefinden wesentlich gebessert habe und sie weniger Schmerzmittel nehmen müssten. www.allicin-pharma.de

## Körperwahrnehmung

Dies ist eine Therapie, die in manchen Rehakliniken praktiziert wird. Kleinstgruppen zu maximal drei Personen erspüren im Liegen ihre Körperschwere und -auflage sowie die Schmerzintensität nach Gliedmaßen und Regionen lokalisiert. Dieses Gefühl zeichnen sie hinterher als Körperumriss und legen mit Farben die Schwerpunkte ihrer Schmerzen fest. Je dunkler gewisse Partien gemalt werden, umso schmerzhafter oder belastender sind die Empfindungen. Je nach Befindlichkeit entwickelt der Therapeut für jeden Patienten ein individuelles Übungsschema.

## Kohle

Medizinische Aktivkohle ist ein probates Mittel, wenn man etwas Giftiges gegessen oder getrunken hat. Man kann die filternde, absorbierende Wirkung kennenlernen, wenn man ein Schmerzmittel und gleichzeitig Aktivkohle (Tabletten oder Puder) einnimmt. Die Kohle saugt das Schmerzmittel auf, bevor es wirken kann. Es gibt wissenschaftlich keinen Beweis, dass sich damit eventuell vorhandene Nervengifte entsorgen lassen.

## Kolloidales Silber

Das sind elektrisch geladene Silberpartikel in Wasser, die wie ein Katalysator wirken und ein Enzym hemmen, das Bakterien für ihren Stoffwechsel benötigen. Es ist uns kein Fall bekannt, dass damit eine Borreliose zum Stillstand gebracht worden wäre. Hingegen hörten wir von mehreren Fällen, wo Menschen nach dieser Therapie schwer erkrankt sind.

## Kopfschmerzen, Kaffee

Leichte bis mittelschwere Kopfschmerzen klingen ab, wenn man eine Tasse wirklich starken und möglichst heißen Kaffee mit drei bis vier Spritzern Zitronensaft versetzt trinkt. Der Kaffee schmeckt nicht wirklich gut, aber er wirkt sehr schnell und vor allem ohne Medikament.

## Kribbeln

Viele Borreliose-Patienten klagen über Körperpartien, die kribbeln, als würde warmes Wasser darauf rieseln. Einige Patienten schwören darauf, diese Hautpartien mit heißem Wasser zu behandeln. Vor allem unter der Dusche lassen sich diese Stellen punktuell berieseln und zwar so heiß, wie man es gerade noch aushalten kann. Auch hier die Frage:

Nehmen Borrelien reiß aus, weil es ihnen zu heiß wird? Flüchten sie in den Körper und warten auf eine neue günstige Gelegenheit, um im Körper zu zündeln?

## L-Carnitin

Die Aminosäureverbindung kommt hauptsächlich in Herz und Muskulatur vor. Sie entlastet den Muskelstoffwechsel von toxisch wirkenden Enzymreaktionen, erweitert Gefäße und verbessert die Durchblutung belasteter Muskelgruppen. Weil bei Belastungen durch Krankheit, Anstrengung oder Mangeldurchblutung der L-Carnitin-Verlust steigt, zeigt sich die Mangelerscheinung mit Herz- und Muskelschwäche, chronische Schädigungen, Organverschleiß und Schmerzen wie beim Krankheitsbild der Fibromyalgie.

Speziell beim Chronischen Ermüdungssyndrom gibt es einen Zusammenhang zwischen der Verfügbarkeit von L-Carnitin und dem Zustand des Immunsystems. Eine Studie aus 1997 zeigte, dass bei einer täglichen Einnahme von drei Gramm über mehrere Wochen Symptome wie Müdigkeit, Erschöpfung und depressive Stimmung deutlich abnahmen. Auch das Schlaf- und Schmerzempfinden erfahre eine wichtige Unterstützung.

## Lymphdrainage

Diese besondere Form der Streichmassage fördert den Lymphfluss, eine bewegliche Flüssigkeit, die aus dem Blut stammt. Lymphe verteilt unter anderem die Lymphozyten (weiße Blutkörperchen), die eingedrungene Keime bekämpfen und abtöten.

## Magnetfeldtherapie

Nach Überzeugung von Heilpraktikern und auch Schulmedizinern können Magnete helfen, Infektionen zu bekämpfen, die Durchblutung anzuregen, Entzündungen zu hemmen, Schmerzen zu lindern und bei chronischen Erkrankungen die Selbstheilungskräfte des Körpers in Gang zu bringen.

## Massagen

Sie lockern Verspannungen und fördern die Ausschüttung von körpereigenen, wohltuenden Endorphinen (Glückshormonen), die wiederum Schmerzen lindern und das Selbstwertgefühl stützen. Medizinische Massagen kann man sich verschreiben lassen, wenngleich die Krankenkassen damit immer zickiger umgehen.

Wer bereit ist, für das eigene Wohlbefinden Geld zu investieren, findet sicher die gewünschte Entspannung und mentale Schmerzlinderung in einem fachmännisch geführten Spa oder einer Ayurveda-Oase sogar Massagen mit kostbar duftenden Ölen, zweihändig, vierhändig, mit den Füßen, mit Essenzen oder mit Edelsteinen, bei sinnlichen Klängen und farbigem Licht.

## Meditation

Die Wirkung der Meditation, um Schmerzen ignorieren zu können, bedarf einiger Übung und der Anleitung durch einen Mentaltrainer. Es gibt Vergleiche zu Autogenem Training, allerdings führt man Meditation im Sitzen aus.

## Muskelaufbautraining

Wohldosierte Übungen ohne und mit Geräten (zum Beispiel Hantelmanschetten, Gummiband, Holzstock, Expander) unter fachmännischer Leitung, teilweise auch im Wasser oder „Hacke-Spitze-Hacke-Spitze" im Lehnstuhl, stärken das Muskelskelett, schenken Standfestigkeit und Sicherheit und erzeugen Zuversicht.

## Nackensteife

Offiziell sei sie ein Frühsymptom der Borreliose. Aus eigener Erfahrung können wir sagen, dass sie auch bei der späten Borreliose, auch noch nach Jahrzehnten immer und immer wieder auftritt. Mal fühlt sie sich an wie ein eiserner Riegel, der den Kopf auf die Schulter fixiert. Mal kommt es zu stromschlagartigen Reflexen ohne Ankündigung aus einer harmlosen Bewegung heraus. Was tun? Ein entzündungshemmendes Schmerzmittel hilft, wenn auch nur vorübergehend. Wärme tut gut. Krankengymnasten wenden zur Lockerung der Nackenpartie häufig die Heiße Rolle an. Das ist ein fest zusammengerolltes Frottiertuch, in dessen Mitte heißes Wasser gegossen wird. Damit tupft der Behandler die verhärteten Muskelpartien an, bis die Temperatur nachlässt. Man kann das auch selbst machen oder von seinem Partner verabreichen lassen.

Eine weitere Alternative ist ein heißes Kirschkernkissen, das wie ein Schlauch genäht ist und das man um den Hals legen kann. (Ich habe viele Nächte damit gut überstanden, manchmal auch mit ein paar Kirschkern-Abdrucken auf der Wange, wenn ich mich auf die Seite gelegt hatte). Vorteil ist, dass es nicht kalt wird, sondern die Körperwärme im Genick bis in den Morgen stabil hält.

## Neuraltherapie
Bei dieser Injektionstherapie werden Lokalanästhetika in schmerzhafte Körpersegmente injiziert, die innerhalb kürzester Zeit aber nur für begrenzte Zeit Symptomverbesserung versprechen. Diese Therapie kann auch ambulant durchgeführt werden.

## Notruf 116 117
Seit 16. April 2012 existiert die bundeseinheitliche kostenlose Telefonnummer 116 117. Sie ist gedacht, um auch außerhalb der normalen Sprechstunden in dringenden, aber nicht lebensbedrohlichen Situationen einen ärztlichen Ansprechpartner zu finden.

## Pilzprophylaxe / Darmpflege
Pilze sind keine Nebenwirkung einer Antibiose, sondern die Folge, wenn die guten nützlichen Bakterien des Körpers ebenfalls mit dem Antibiotikum abgetötet werden. Die beste Prophylaxe ist es, die guten Freunde immer wieder „nachzufüttern", sei es durch reichlich probiotischen Joghurt (siehe auch Ernährung) oder durch Einnahme von probiotischen Kulturen als Nahrungsergänzungsmittel mit lebenden Milchsäurebakterien. Als besonders nützlich erwiesen sich (Borreliose Centrum Augsburg) Lactobacillus acidophilus, Lactobacillus casei, Bifidobacterium longum, Bifidobacterium lactis, Bifidobacterium breve sowie streptococcus thermophilus. Man nimmt sie vor oder zu den Mahlzeiten ein, jedoch nicht mit heißer Flüssigkeit. Wer keine Kapseln schlucken mag oder kann, darf sie öffnen und den Inhalt unter das Essen mischen. Sie sind vollkommen geschmacklos. Man muss jedoch darauf achten, wann man die guten Bakterien einnimmt; auf jeden Fall nicht so zeitnah nach der Antibiotika-Einnahme, sonst werden

sie ja gleich wieder weggefegt. Man muss vor allem die unterschiedlichen Plasmahalbwertzeiten seines Medikaments wissen; das sind die Zeiten, die man abwarten sollte, um die wertvollen Kulturen einzunehmen.

**Eine Auswahl**

| | |
|---|---|
| Ceftriaxon (z.B. Cefotrix, Rocephin u.a.) | 8 Stunden |
| Cefotaxim (z.B. Claforan) | 1 Stunde |
| Penicillin G | 40 Minuten |
| Amoxicillin | 1 Stunde |
| Imipenem | 2 Stunden |
| Clarythromycin | 4 Stunden |
| Hydroxychloroquin | 1 Stunde |
| Doxycyclin | 15 Stunden |
| Minocyclin | 15 Stunden |
| Azithromycin | 68 Stunden |

Bei Wirkstoffen mit hoher Plasmahalbwertzeit ist die Einnahme von lebenden Kulturen ein kurzfristiger, aber trotzdem nützlicher Effekt.

Einige Frauen spüren bereits nach wenigen Tagen Antibiotika-Einnahme ein Kribbeln und Jucken in der Scheide, am After auch Männer. Dies ist kein Zeichen der Unverträglichkeit, sondern dass auch hier die guten Bakterien verschwunden sind und Platz machten für Pilze. Dagegen hilft in der Regel die Einmal-Anwendung einer antimikotischen Salbe oder das Einführen eines Scheidenzäpfchens. Beides kann der Hausarzt verschreiben.

Bei einer Langzeit-Antibiose siedeln sich Pilze auch auf der Kopfhaut an. In leichten Fällen genügt ein Anti-Schuppen-Shampoo; schließlich sind Schuppen Pilze. Wenn dies nicht ausreicht, gibt es Spezial-Shampoos in der Apotheke. Sie sind hochwirksam und müssen in der Regel innerhalb einer Antibiose nur einmalig eingesetzt werden. Warum es trotzdem keine kleineren Gebinde gibt, sondern nur Mammutpackungen, um ganze Schulklassen damit zu behandeln, beweist die Raffgier-Strategie mancher Pharmaunternehmen.

Gegen Nagelpilz gibt es in der Apotheke einen verschreibungspflichtigen Lack, der auf den abgeschmirgelten Nagel aufgetragen wird. Besser ist es, nicht zu warten, bis der halbe Nagel erfasst ist, sondern schon beim kleinen weißen Rand zu beginnen.

Eine Alternative, berichtet ein Patient, sei es, den Nagel intensiv mit Apfelessig zu befeuchten und während einer Antibiose die Nägel prophylaktisch mehrmals die Woche mit Apfelessig zu befeuchten.

## Physiotherapie

Heißluft, Massage, Bäder, Unterwassermassagen, Packungen und Krankengymnastik tragen zur Schmerzlinderung bei Nerven-, Muskel- und Gelenkschmerzen bei. Sie durchbrechen den Teufelskreis aus Schmerz-Muskelverspannung und Durchblutungsstörungs-Schmerz, sie senken den Muskeltonus und fördern die Durchblutung.

## Progressive Muskelentspannung

Die Entspannungsmethode des amerikanischen Physiologen Edmund Jacobsen ist leicht und selbst erlernbar. Ihr Grundprinzip beruht darin, dass man Muskelgruppen stark anspannt, nach fünf Sekunden langsam loslässt und darauf hin wunderbare Entspannung und Schmerzlinderung fühlt. Menschen mit Flugangst lernen so, ihre scheinbar unbeherrschbaren Verspannungen zu glätten und Panik abzuwehren.

Man kann sie im Liegen, Stehen oder Sitzen anwenden. Der überwiegenden Teil der Übungen kann unsichtbar für Außenstehende und als Soforthilfe eingesetzt werden. Menschen mit Flugangst lernen so, ihre scheinbar unbeherrschbaren Verspannungen zu glätten und Panik abzuwehren.

Gegen Schmerzen in den Armen helfen zum Beispiel folgende Übungen:

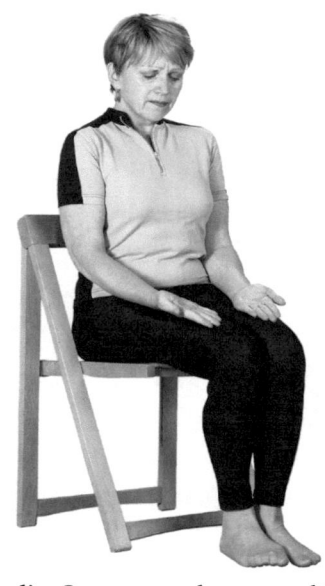

1. Das Anspannen der Oberarmmuskeln (Bizeps) gelingt am besten, wenn man die Ellenbogen anwinkelt und beide gleichzeitig gegen den seitlichen Oberkörper presst. Die Anspannphase sollte immer fünf Sekunden andauern; danach die Anspannung sanft lösen. Nachfühlen, was sich in Armen ändert.

2. Eine weitere Übung geht so: Man drückt beide Unterarme mit nach oben geöffneten Handflächen auf die Oberschenkel (siehe Bild) und zwar so fest, dass man den rückseitigen Oberarmmuskel (Trizeps) kräftig spürt. Fünf Sekunden halten, dann die Spannung langsam lösen. Nachfühlen. Übungen wiederholen, bis sich die Arme schmerzfrei und warm durchblutet anfühlen. Mit derartigen Übungen kann man viele Körperregionen einzeln bearbeiten. Auch darüber gibt es jede Menge Literatur.

## Propolis

Die Schulmedizin lächelt über Therapieversuche mit dem Kittharz der Bienen. Einige Patienten schwören darauf zur Verbesserung ihres Allgemeinzustandes. Propolis gibt es als Tropfen, Krem, Spray, Tabletten, Pulver, Saft und Flüssigextrakt.

## Psychologie

Unverarbeitete Ereignisse „unter den Teppich gekehrt", fast immer vergessen und anscheinend abgehakt, können noch nach Jahrzehnten schmoren und schmerzverstärkend hochbrodeln. Für Psychologen sind das die Leichen im Keller, die der Patient meist in der Kindheit in einen Karton verpackt und zugeklebt hat, damit er sie nie mehr zu Gesicht bekomme. Nicht jeder hat den Mut, in diesen imaginären Keller hinunter zu steigen, Kisten und Koffer zu öffnen, um zu sehen, was sich darin befindet. Die unbewusste Angst, es könnte ein Gespenst herausspringen, hält viele Menschen davon ab, sich mit sich selbst auseinander zu setzen. Besonders Menschen mit Flugangst koppeln häufig ihre Ängste rein zufällig an das Flugzeug und wissen ein Leben lang nicht, warum und woher sie Angst haben.

## Psychotherapie

Die Sorge vor der „Psycho-Schublade" ist groß bei Borreliose-Patienten. Die Schuld liegt bei Ärztinnen und Ärzten, die unfähig sind, eine Diagnose beziehungsweise eine Differenzialdiagnose zu stellen und stattdessen lapidar alle Beschwerden auf die Psyche schieben. Ein Mensch, der den Verlauf seiner Infektion nach einem Zeckenstich aufmerksam verfolgte, könnte daran verzweifeln. Das Wissen, dass virale und bakterielle Erreger eine psychische Reaktion auslösten können, ist nicht neu. Es stammt aus den 90er-Jahren und wurde im Zuge der Apparate- und Labormedizin vergessen. Vor allem Thore von Uexküll, ein auf Psychosomatik spezialisierter Arzt, beschrieb in Büchern und Vorträgen: „Nahezu alle körperlichen Erkrankungen und Schädigungen können, indem sie direkt am Zentralnervensystem ablaufen oder seine Funktion indirekt beeinträchtigen, zu organischen Psychosyndromen führen" (Organische Ursachen von Infektionskrankheiten, Verlag Urban & Schwarzenberg, 5. Auflage 1996).

Psychotherapie, so sie die ursächliche Infektion berücksichtigt, kann durchaus hilfreich sein, Blockaden gegen eine Gesundung zu erkennen und zu lösen sowie neue Strategien zu erlernen, mit Schmerzen umgehen zu können, ohne daran zu zerbrechen.

## Reflexzonenmassage

Ausgehend von dem Wissen, dass die Fußsohle wie eine Landkarte alle Organe und Körperteile widerspiegelt, bearbeitet der Therapeut die Fußregionen. Tatsächlich kann man von der Fußsohle aus die Schulter therapieren.

**Sanumtherapie**

Die nur von Heilpraktikern angewandte Therapie richtet sich gegen chronische Krankheiten und Infektionen mit Bakterien und Pilzen und besteht aus Milieu-Korrektur, Beseitigung pathogener (krankmachender), zellwandfreier Formen von Mikroorganismen sowie eine Modulation des Immunsystems und Ausleitung von Schadstoffen. Es gibt darüber, wie auch bei anderen Praktiken und Therapien, keine wissenschaftliche Abhandlungen. Dem einen hilft es, dem anderen nicht.

**Sauna**

Die Meinungen über regelmäßige Saunabesuche sind zwiespältig. Die einen behaupten, ihre Gelenkbeschwerden würden davon erst aufblühen. Andere schwören auf die entspannende Wirkung auf die Schulter-Nacken-Muskulatur. Besonders Menschen mit den typisch frostigen Hautarealen fühlen sich in der Sauna sehr wohl. Die Neurologin Dr. Petra Hopf-Seidel empfiehlt Saunagänge vor allem deshalb, weil die hohen Temperaturen Borrelien abtöten würden. Sie mögen es nicht heißer als 37 Grad Celsius und regeln daher unsere Temperatur herunter. Ob Trocken-Sauna oder Nass-Sauna besser ist, scheint eine individuelle Entscheidung zu sein.

**Schlafen**

Viele Borreliose-Patienten klagen über starke Müdigkeit. Wer kann, sollte ihr nachgeben und auch zwischendurch ein Nickerchen mit eingestelltem Wecker machen. Mehr als 20 Minuten sollten es jedoch tagsüber nicht sein, sonst ist man danach wie zerschlagen. Meist genügen zehn Minuten, um sich wieder frischer zu fühlen. Das empfinden übrigens auch Menschen, die keine Borreliose haben.

**Schmerzambulanz**

In größeren Städten gibt es eine Schmerzambulanz, die man mit einer Arztüberweisung konsultieren kann. Meistens handelt es sich um Anästhesisten mit Zusatzausbildung, die sich dann individuelle Schmerzstrategien privat bezahlen lassen. Auch die Adressenliste muss bei der Deutschen Schmerzliga (Präsidentin Dr. Marianne Koch) bezahlt werden. www.deutsche-schmerzliga.de

## Schmerzkatheder

Sowohl bei Neuroborreliose als auch bei Lyme-Arthritis und bei Weichteilschmerzen hat sich eine Schmerzbehandlung mit örtlichen Schmerzbetäubungsmitteln bewährt. Dazu wird für 9 bis 14 Tage ein dünner Kunststoffschlauch dicht an betroffene Nervengeflechte oder Nervenfasern eingepflanzt. Über diesen Katheder wird mehrmals täglich ein Lokalanästhetikum injiziert. Diese Maßnahme wird in der Regel nicht ambulant, sondern in Schmerzkliniken durchgeführt.

## Schröpfkopf-Behandlung

Die schon fast mittelalterliche Therapie, Durchblutung und Stoffwechsel mittels festgesaugter Schröpfgläser anzuregen, wird von Heilpraktikern und Naturheilkundlern praktiziert.

## Schrotpackung

Sie soll Gelenkschmerzen lindern. Dazu wird Weizenschrot mit einem Gemisch aus gleichen Teilen Wasser und Essig aufgekocht und einen halben Zentimeter dick auf ein Leintuch gestrichen. Die Packung wird so heiß wie man es aushalten kann um das schmerzhafte Gelenk gelegt und mit einer Folie oder einem Handtuch gesichert. Die Wirkzeit beträgt zwei bis drei Stunden.

## Schüssler-Salze

Dieser Zweig der Homöopathie, erstmals 1874 von dem Oldenburger Allgemeinarzt Dr. Heinrich Wilhelm Schüssler beschrieben, arbeitet mit elf Funktionsmitteln. Die Organischen und nichtorganischen Verbindungen von Metallen und Nichtmetallen entstehend durch eine Reaktion zwischen Säuren und Basen unter Wasserabspaltung. Das jeweilige Mittel wird je nach der Konstitution des Patienten und dessen Beschwerden bestimmt. Bei schwachem Immunsystem, Bakterienbefall, Erschöpfung, verminderter Leistungsfähigkeit von Körper und Gehirn empfiehlt das Sachbuch „Schüßler-Salz typgerecht" (Verlag Gräfe und Unzer) das Mittel Ferrumphosphoricum D3, D6 und D12 zur Stärkung des Immunsystems und für eine gute Nacht Magnesiumphosphoricum D6.

## Schwingextensortherapie

Der Patient liegt auf einer warmen vibrierenden Platte. Diese Anwendung, meist nur in Reha-Kliniken verabreicht, lockert die Muskulatur und regt den Stoffwechsel an.

## Symptom-Tagebuch

Borreliose-Beschwerden ändern sich von Tag zu Tag. Entzündungen springen von Gelenk zu Gelenk, blühen plötzlich auf und verschwinden aus unerklärlichen Gründen. Ärzte und Ärztinnen können damit nicht immer umgehen und schieben Patienten mit wechselnden „Wehwehchen" schnell mal in die psychosomatische Ecke. Ein Symptom-Tagebuch bringt Ordnung in die verwirrenden Beschwerden. Damit lässt sich nachvollziehen, auf welches Medikament und wann eine Besserung eintritt oder das Gegenteil. Es hilft auch zu erinnern, welche Aktivitäten Beschwerden verstärken oder abschwächen, wie lange man welches Medikament in welcher Dosis eingenommen hat. Und es zeigt eindrucksvoll, wie lange ein Schub gedauert hat und wie lange die beschwerdefreie Phase danach.

Seit 2006 erscheint jährlich das Borreliose-Jahrbuch mit dem fest eingearbeiteten Kalendarium, gestaltet als Symptom-Tagebuch und den aktuellen Neuigkeiten aus Diagnostik, Therapie, Gesundheitspolitik und Tipps für den strategischen Umgang mit dem Arzt. Siehe Literaturempfehlungen.

## Tens

Tens (Transkutane elektrische Nerven-Stimulation) zählen zu den häufig benützten elektrischen Geräten zur Schmerzlinderung. Dabei werden über Elektroden auf der Haut elektrische Impulse zu den Nerven geleitet, die eine Stimulation oder Vibration in der schmerzenden Körperregion bewirken. Dadurch werden Nervenfasern erregt, die im Rückenmark die Weiterleitung von Schmerzen verhindert sowie schmerzbetäubende Endorphine ausgeschüttet.

## Fünf Tibeter

Dabei handelt es sich um eine alte fernöstliche Methode, um mit der Kombination von fünf Bewegungsabläufen Entspannung zu finden und neue Kräfte und Energien zu tanken. Die Bewegungen sind für jede Altersgruppe geeignet. Menschen, die sich bisher recht unbewusst bewegt und geatmet haben, merken den schnellsten Effekt, um Vitalität und Gelassenheit zu erlangen. Die fünf Tibeter sind kein Sportprogramm im üblichen Sinne, sondern ein Instrument der Bewusstseinbildung, des auf den Körper hören zu können. Es gibt Tages-, Wochenend- und Wochenkurse, für Autodidakten Bücher und DVDs.

## Traditionelle Chinesische Medizin (TCM)

Die Grundlage der TCM ist eine philosophische Betrachtungsweise des Lebens, die davon ausgeht, dass sich Gegensätzliches anzieht und gleichzeitig ergänzt. Gesundheit und Wohlbefinden bedingen im chinesischen Verständnis ein harmonisches Gleichgewicht aller Kräfte. Ungleichgewicht führt zur Krankheit. Insofern therapiert die TCM nicht gezielt ein schmerzhaftes Gelenk, sondern das Gesamtsystem Mensch in seiner Umwelt. Ohne Antibiose geht es allerdings auch bei der TCM nicht. TCM-Praxen und -Kliniken arbeiten mit Heilkräutern, Akupunktur, besonderer Diätetik, verschiedenen Massagen und QI-GONG, eine Atmungs- und Bewegungstherapie. Die gesetzlichen Krankenkassen übernehmen die Behandlungskosten, wenn der behandelnde Arzt eine Einweisung veranlasst.

Siehe auch Bericht Dr. Lothar Kiehl in Borreliose Wissen Nr. 22. und hier auf Seite 49

## Tuina-Massage

Aus der Traditionellen Chinesischen Medizin kommt diese, die Meridiane bevorzugende Handmassage.

## Verhaltenstherapie

Dabei lernt der Patient die Faktoren kennen, die seine Schmerzen verstärken und wie er sich Belastungsgrenzen erarbeitet, um die Schmerzintensität beeinflussen zu können. Siehe auch Psychotherapie.

## Vitamine

Vitamine spielen eine wichtige Rolle bei der Reparatur geschädigter Zellen. Vitamin A (Karotten, Butter, Käse, Löwenzahn, Sauerampfer, Aprikosen, Spinat, Feldsalat) schützt Haut und Schleimhäute vor Krankheitskeimen. Wegen seiner Fettlöslichkeit sollte man zur besseren Aufnahme ein Stück Butterbrot dazu verzehren. Vitamin E sorgt mit Vitamin A für die Beweglichkeit der weißen Blutzellen beim Angriff auf Bakterien. Vitamin C und Selen schützen die Zellmembranen und stärken die Arbeit der Granulozyten bei der Abwehr von Bakterien. Vitamine B1, B2, B6 und B12, chemisch und physikalisch unterschiedliche Substanzen, üben regulatorische Funktion des Stoffwechsels aus.

Vitamin C-Infusionen in Kombination mit Eigenblut ist zwar eine Strategie, die in der alternativen Krebstherapie angewandt wird; sie soll jedoch auch bei viralen und bakteriellen Infekten helfen, wo jede andere Mühe umsonst war. Vitamine intravenös verabreicht, kommen immer häufiger bei verschiedenen Therapie-Schemata als unterstützende Maßnahme vor. Anmerkung: Es gibt noch keinen wissenschaftlichen Beweis, dass Vitamine gesund sind.

## Wasser

Es ist und bleibt das Heil- und Schmerzlinderungsmittel Nummer eins. Kalte Umschläge und Eispackungen kühlen schmerzende Gelenke und brennende Füße. Gymnastik im warmen Wasser ist weniger schmerzhaft als an Land. Unter dem Begriff Aquafit bieten Schwimm-, Spaß- und Thermalbäder die unterschiedlichsten Bewegungstherapien an (siehe auch Bewegung). Schwimmen empfinden Patienten deshalb so wohltuend, weil das Körpergewicht nicht an den Gelenken zerrt.

**Weihrauch**

Aus dem Harz des indischen Weihrauchbaumes wird ein Pflanzenpräparat (Apotheke) gewonnen, dessen entzündungshemmende und schmerzstillende Wirkstoffe erfolgreich zur Behandlung von Rheuma, Darmerkrankungen und anderen Gebrechen eingesetzt werden. Weihrauch wirkt genau so stark wie Diclofenac, weist aber keine der unerwünschten Nebenwirkungen wie zum Beispiel Magenprobleme auf. Weihrauch benötigt jedoch zwei Wochen bis es richtig zu wirken beginnt und etwa sechs Wochen, bis es vollständig wirkt.

Die Bedarfsmengen sind sehr individuell. Man sollte auf jeden Fall einschleichend beginnen und die Beratung eines Apothekers hinzuziehen.

**Yoga**

Die vor etwa 5000 Jahren in Indien entstandene Bewegungstherapie mit starken Dehnungen und kontrollierter Lenkung des Atems ist eine wirkungsvolle Behandlungsmethode bei vielerlei Beschwerden an Gelenken, Muskeln und Bändern und für die Seele.

**Zink**

Fehlendes Zink verringert die Zahl der Immunzellen und der Antikörper. Es ist enthalten in Muskelfleisch, Fisch, Käse, Eiern, Milch und Vollkornprodukten. Siehe auch Kapitel Ernährung Seite 33.

.

# Ausleiten

Immer wieder werde ich in der Borreliose-Beratung gefragt, was ich denn zum Ausleiten einnehmen würde. Nichts. Wenn ich etwas ausleiten möchte, dann widerstrebt es mir, irgendwelche Stoffe meinem Körper hinzuzufügen, die der Ausleitung dienen. Vielleicht an Tee aus Birken- oder Brennnesselblätter denke ich, die der Entwässerung dienen, aber nur, wenn ich auch die Trinkmenge an Wasser erhöhe, die meinen Darm durchspülen soll. Nach jeder neuen Antibiose habe ich das Bedürfnis nach Großreinigung meines Körpers.

Fasten ist wie Frühjahrsputz und nicht aufs Frühjahr oder nach Aschermittwoch beschränkt, sondern immer dann, wenn Körper und vor allem Darm über Wochen oder sogar Monate mit Medikamenten oder ungesunder Lebensweise drangsaliert wurden. Wer schon einmal gefastet hat, sehnt sich nach unwohlen Monaten danach, sich von allem, was an Krankheit erinnert, zu entleeren, es loszuwerden wie einen Alptraum.

Machen wir also Großhausputz. Alle Möbel werden auf die Terrasse getragen, gründlich gesäubert, die Schubladen entrümpelt, die Bücher abgesaugt. Die Gardinen kommen in die Waschmaschine, der Teppich in die Reinigung, Überflüssiges und was schon lange nur herumsteht auf den Sperrmüll. Dreck- und Schimmelecken werden geschrubbt und desinfiziert, die Tapeten abgelöst und durch neue ersetzt, Fenster und Lampen geputzt, die Fensterrahmen gestrichen und die Fliesen poliert. Und dann kommen die gereinigten Möbel wieder ins Haus. Alles duftet neu und sauber. So fühlt sich der Mensch wohl. Es ist wie ein Neubeginn bei Null. Das weckt die Lust auf positive Veränderung.

### Fasten ist nichts Unnatürliches

Viele Kranke haben keinen Appetit und man sollte sie nicht zur Nahrungsaufnahme zwingen.

Fiebrige Kinder verweigern das Essen und verlangen stattdessen nach frischen Säften. Der kranke Organismus sehnt sich nach

Ruhe, Zeit und Kraft zur Gesundung. Instinktives Fasten im Fieber oder bei manchen Krankheiten ist eine Selbsthilfe der Natur.

Selbstheilungskräfte können besser wirken, wenn Magen und Darm einige Tage Betriebsferien haben. Die notwendige Energie holt sich der Organismus aus seinem körpereigenen Nahrungsdepot. Verstoffwechslung findet trotzdem statt, aber auf Sparflamme. Selbst, nach gründlicher Entleerung am ersten Tag und nach drei Wochen Fasten ohne feste Nahrung, bringt der Mensch noch Stuhlgang zustande.

Dr. med. Hellmut Lützner, der Fasten in den 80er Jahren populär machte, beschrieb in seinen vielen Büchern das Fasten als hochwirksame Heilungshilfe.

- sie besitze eine starke Zerstörungskraft für eingedrungene Bakterien.

- sie hemme die Ausbreitung und das Wachstum von Viren.

- sie erhöhe die Abwehrkraft des Blutes und der Zellen.

- sie steigere die Ausscheidung von Gift- und Krankheitsstoffen.

## Fasten macht nicht schwach, sondern stark

Lützner berichtete von einer Männergruppe, die in zehn Tagen von Göteborg nach Stockholm wanderte. 500 Kilometer, jeden Tag 50 Kilometer, ohne feste Nahrung. Sie führten sich lediglich etwas Obstsaft und drei Liter Wasser zu. Trotz ihres Gewichtsverlustes von jeweils fünf bis sieben Kilogramm sahen sie keineswegs erschöpft aus, sondern gesund und kraftvoll aufgetankt und berichteten über gestärkte Ausdauer. Auch 21 weitere Wanderer, die in zwanzig Tagen von Lübeck zum Bodensee marschierten, berichteten von Leistungszuwachs, obwohl sie durchschnittlich je acht Kilogramm abgenommen hatten. Ja, das waren gesunde Leute, werden unsere Leser jetzt sagen, aber ich doch nicht, nach einer durchmachten Borreliose und erst recht mit chronischer Borreliose.

# Ausleiten

Dieses Buchkapitel entstand am Ende eines dreitägigen Fastens. Ich stand am Morgen vor dem Spiegel und betrachtete meine strahlenden Augen, meinen klaren Teint, meine entspannte Mimik. Nichts tat mir weh. Ich atmete tief mit freier Lunge. Meine Zunge war dunkel von dem Glas Rotwein am Vorabend. Da hatte ich schon ein wenig das heutige Fastenbrechen vorgefeiert.

Noch vor einer Woche wirkte mein Gesicht grau, stumpf und etwas zerknittert. Selbst meine Naturhaarfarbe Blond hatte sich, wie nach den meisten Antibiosen, wieder ins Olivgrünliche verändert. Das ließ sich kosmetisch nachbessern. Aber meine Gelenke waren wie eingerostet. Ich glaubte beim Treppensteigen meine Knie knirschen zu hören. Mein Gang war müde und automatisch, als würde ich einen schweren Mantel mit mir herumschleppen. Gut, ich hatte auch zwei Kilo mehr auf der Waage. An kalten Wintertagen isst man mehr. Auch das ließe sich durch Disziplin und Nahrungsumstellung korrigieren. Aber nach einer siebenwöchigen Antibiose mit Azithromycin und Doxycyclin fühlte ich mich innerlich verklebt mit eliminierten Bakterien und Arzneimittelresten. Und die wollte ich loswerden. Also ausleiten.

Wer noch nie gefastet hat, hat meist eine Vorstellung von quälendem Hunger. Die ist falsch. Appetit ja. Aber kein Hunger. Bremsend und demotivierend wirkt sich jedoch aus, wenn man einen gerne kochenden Partner hat, der – ich weiß nicht warum – ausgerechnet während der Fastentage Appetit auf Bratkartoffeln, Kartoffelpuffer oder geröstete Zwiebeln entwickelt. Vor zwanzig Jahren gar ertappte ich einen unserer Jungs, wie er mit einem Handtuch den Duft der Röstaromen aus der Küche zu meinem Büro eine Treppe höher wedelte.

Meine zahlreichen Fastenerlebnisse gründen in einem Fasturlaub in einer Fastenklinik am Tegernsee. Wie neu kam ich damals zurück aber auch um einige Ideen reicher, wie Fasten für mich besser laufen könne. In der Klinik saßen wir Fastenden nämlich im Nebenzimmer von Gästen, die normal tafelten, während wir an einem Tässchen Gemüsebrühe nippten. Sogar deren Mahlzeiten wurden durch unseren Raum getragen, so dass wir den Duft voll mitbekamen. Auch jene Gemüsebrühe empfand ich als minderwertig, denn es handelte sich um ein Fertigprodukt, das nur mit Wasser aufgegossen wurde. Dass wir damals den gleichen Tagessatz bezahlten wie die Normalesser, fanden wir ungerecht. Für die Differenz, sagte man uns, würden wir die morgendlichen Kneippschen Güsse und alle drei Tage einen Einlauf erhalten, inklusive einem warmen Heukissen auf den Leib.

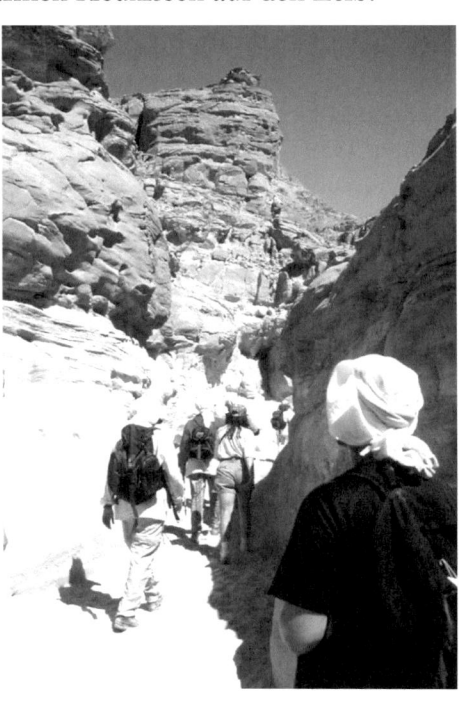

Mein faszinierendstes Fastenerlebnis stammt aus Ägypten am Fuße des Sinai-Gebirges. In der rustikalen Ferienanlage am Roten Meer mit maurisch gestalteten Apartments lautete die Devise: Besinnung in der Wüste. Tatsächlich war außerhalb der Anlage nichts, was uns verführen oder von der Besinnung hätte ablenken können. Kein Fernsehen, kein Supermarkt, keine Bar. Lediglich ein paar Beduinenzelte boten Häkelmützchen und Tücher mit Perlenrändern an. Und dann gab es noch ein ausgetrocknetes Flussbett mit herrlichen Steinformationen. Am angrenzenden Strand konnte man Schnorcheln und lange Spaziergänge unternehmen. Manchmal kam ein Beduine mit Kamel vorbei und lud zu einem Ausritt ein. Leerzeit gab es trotzdem nicht. Denn die Tage ohne Essen waren angefüllt mit Qi Gong-Übungen, mit meditativen Tänzen, mit Beduinen-Lyrik, mit Wanderungen im Sinai-Gebirge.

Am 12. Fastentag bestiegen wir den Moses-Berg, 2.285 Meter hoch. Lediglich eine Thermosflasche mit Tee im Rucksack und ein paar Zitronenspalten zum Lutschen nahmen wir zu uns. Schwer fielen uns die letzten großen Quader, über die man dort hochklettern musste. Nach jedem brauchten wir eine Verschnaufpause. Aber auf dem Gipfel fühlten wir uns, als könnten wir nun abheben und über die umliegenden Bergspitzen fliegen wie ein Adler. So viel, um zu beweisen, dass ich über langjährige Fastenerfahrung verfüge und nicht aus Büchern plaudere.

**Fasten gut vorbereiten**

Nicht jede Zeit ist geeignet zum Fasten, auf keinen Fall, wenn Einladungen im Terminkalender stehen, denn man riecht beim Fasten. Das ist auch der Grund, warum selbst Ehepartner in einem Fastenhotel getrennte Zimmer nehmen sollten. Der Körper entlüftet durch alle Poren. Es soll nicht sehr unangenehm sein, aber eben auffallend. Wer seine Mittagsbrühe zudem mit Knoblauch würzt, was erlaubt ist, irritiert seine Umgebung doppelt. Getrennte Schlafzimmer sind vor allem zu empfehlen, wenn man mehr als sieben Tage fastet, weil jeder für sich einen eigenen Wach-Schlafrhythmus entwickelt. Wer fastet benötigt weniger Schlaf. Während der eine lieber Fernsehen guckt, mag der andere vielleicht ein Buch lesen oder doch schlafen.

Wenn man fastet, geht alles ein bisschen langsamer. Deshalb ist es kontraproduktiv, während besonderer Stresszeiten zu fasten. Man ermüdet schneller, erholt sich aber auch schnell wieder. Sinnvoll ist es, sich ab und zu ein Viertelstündchen liegend auszuruhen und über sich nachzudenken. Fasten entschlackt nämlich nicht nur den Körper, sondern auch den Geist. Festgefahrenes Denken und Automatismen werden offensichtlich. Brauche oder warum mache ich dies und jenes überhaupt? Loslassen bezieht sich nicht nur aufs Essen beim Fasten, sondern auch auf andere Dinge, auf Gewohnheiten, auf Abhängigkeiten. Es ist erstaunlich, mit welcher Leichtigkeit sich lang anhaltende Probleme lösen, wenn man mit einem leeren Darm darüber nachdenkt.

## Die Tage vor dem Fasten

So wie man nach dem Fasten nicht von Null auf Hundert durchstarten kann und darf, wollen auch die Tage vor einem gelungenen Fasten gut vorbereitet sein. Ich persönlich reduziere bereits drei Tage vor dem Beginn den Konsum an Fett, Fleisch, Wurst und Käse und fahre herunter auf Gemüse, Kartoffeln, Obst und Salat. Je mehr Ballaststoffe am Tag Null im Darm sind, umso kräftiger entleert sich dieser beim Glaubern.

Glaubern ist der vielleicht unangenehmste Teil des Fastens. 30 Gramm Glaubersalz aus der Apotheke werden in einem Liter warmen Wasser aufgelöst und innerhalb einer halben Stunde getrunken. Der Geschmack ist an sich gar nicht so unangenehm. Ich trinke die Lösung trotzdem immer abwechselnd mit einem guten Obstsaft. Aber unbewusst muss man an die Wirkung denken, die folgen wird: eine Darmentleerung in mehreren Etappen, die sich bis zu einer Stunde hinziehen kann. Aber danach fühlt man sich nicht nur leichter, sondern das Hungergefühl verschwindet komplett. Es kommt zu einem Umschaltprozess zwischen den zwei Energieprogrammen des Körpers. Der Mensch verfügt über Speicher, aus denen er ohne zeitraubende Verdauungstätigkeit Energie abrufen kann. Dies erlaubt uns, ohne Nahrungsaufnahme zu leben und Leistung zu erbringen.

## Das Energieprogramm beim Fasten

Unser Körper arbeitet mit zwei Energieprogrammen. Das Normalprogramm ist eingeschaltet, wenn man sich üblich ernährt. Ein Teil dieser Nahrung wird in Kraft und Wärme umgesetzt. Der Rest wird gespeichert und erst bei Notwendigkeit abgerufen. Wer immer mehr isst, als für seine Energie benötigt wird, speichert die zusätzlichen Kalorien in Fettdepots. Sobald keine Nahrung mehr zugeführt wird, das ist meistens auch nachts so, schaltet unser Körpersystem auf Notversorgung um und wandelt Fett zurück in Energie. Dies ist das Energieprogramm beim Fasten. Man muss sich aber auch bewusst sein, dass selbst die kleinste Mogelei beim Fasten, zum Beispiel ein kleines Stückchen Käse, ein Bonbon oder ein Ministückchen Schokolade das

Energieprogramm sofort zurück auf Normal schaltet. Die Folge ist: Hunger.

**Der Ablauf von Fastentagen**

Nachdem der Darm entleert ist, sieht der Speiseplan sehr einfach aus. Morgens Kräutertee mit einem Teelöffel Honig. Mittags ein Teller Gemüsebrühe, die man am besten selbst aus Kartoffel, Gemüse, Kräuter kocht, abseiht, ohne das Gemüse zu pürieren. Das Gemüse wird nicht benötigt. Nach zehn Minuten im Schnellkochtopf ist es ohnehin ausgelaugt. Der Teller hat den Vorteil, dass man sich damit an den Familientisch setzen kann, es nach Essen aussieht und die natürlichen Essensrituale nicht mehr als nötig gestört sind. Am Abend gibt es erneut Tee oder ein Glas Apfelwein oder ein Glas Gemüsesaft. Speziell heißer Tomatensaft mit etwas Pfeffer ist ein leckeres Etwas, das das Fasten nicht stört. Über den Tag hinweg trinkt man so viel wie möglich Wasser und ungesüßten Tee.

Bei längerem Fasten ist es nützlich, alle zwei bis drei Tage einen Einlauf mit warmem Wasser zu machen. Erstaunlich, was fünf bis zehn Minuten später noch herauskommt, obwohl man doch gar nichts gegessen hat. Fastenkrisen mit flauem Magen und Kopfschmerzen passieren nur, wenn man länger als drei Tage fastet. Ein Einlauf, ein Glas warmen Wassers und ein kurzes Ruhepäuschen mit Wärmflasche auf dem Bauch wischen die Krise meist vorbei.

Fastenzeiten sind gut geeignet, um Veränderungen in der Ernährung einzuläuten. Die Sucht nach Süßigkeiten, nach Junkfood oder zum Beispiel Pommes mit Majo kann überwunden werden, wenn man sich beim Fastenbrechen dem wunderbaren Geschmack eines Stück Apfels hingibt, ihn genüsslich zermalmt und einspeichelt. Nicht nur während der Fastentage nimmt unsere Nase Essensgerüche viel stärker und sinnlicher wahr. Dieser Effekt kann noch hinausgezögert werden, wenn man nach dem Fastenbrechen sehr langsam und behutsam wieder feste Nahrung zu sich nimmt. Die Regel lautet: 50 Prozent der Fastenzeit benötigt man für das Fastenbrechen. Wer also 14 Tage gefastet hat, sollte sich eine ganze Woche Zeit lassen, bis er langsam wieder Fleisch, Wurst, Fisch, Käse oder Butter in Miniportionen zu sich nimmt. Wer schlau ist und den vollen Fasteneffekt mitnehmen möchte, hat bereits vor dem Fasten festgelegt, wie er das Gleichgewicht zwischen Gut und weniger Gut verändern möchte.

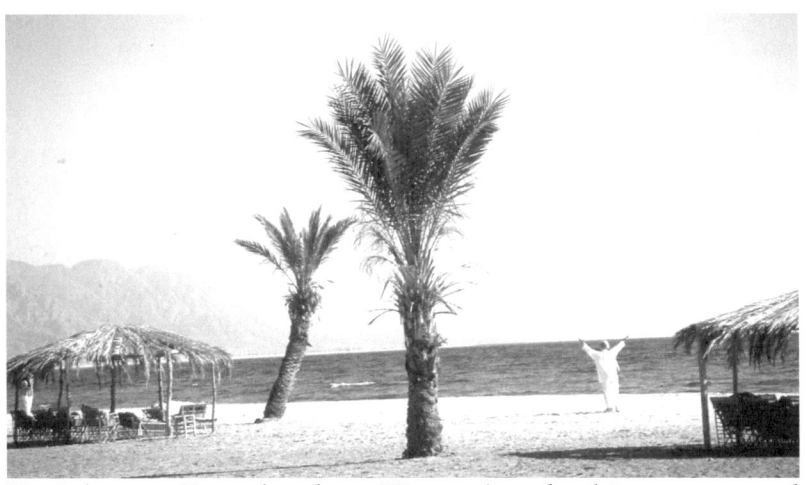

Zurück zum Fastenbrechen. Wer meint, das könne man auch mit einer Portion Schweinebraten vollbringen, wird sich bald vor Schmerzen krümmen. Fastenbrechen ist ein besonderer Tag. Mich kostet es manchmal regelrecht Überwindung, das Fasten zu brechen, weil es mir während des Fastens immer so gut geht. Wenn es mein Terminkalender erlaubt, hänge ich gerne noch einen weiteren Fastentag dran und manchmal auch zwei oder drei. Dabei spielt auch die Waage eine Rolle. Mit der Zeit bin ich – die immer mit ein bis zwei Kilogramm Übergewicht kämpft – richtig verliebt in die Anzeige der Waage, die fast jeden Tag ein Pfund weniger zeigt. Freilich weiß ich, dass dies kein Dauerzustand sein kann.

Außerdem steigt das Gewicht wieder, wenn sich der Darm füllt. Wenn ich mich aber in der Nachfastenzeit lange zurückhalte mit üblicher Nahrung und mich auf Gemüse und Obst und Miniportionen Fleisch und Fisch beschränke, halte ich in der Regel das Gewicht des letzten Fastentages ein paar Wochen und manchmal auch Monate.

Eine Fastenzeit schärft die Sinne. Normalerweise esse ich zum täglichen Espresso stets ein ganzes Stückchen Bitterschokolade. Nachdem Fasten genügt ein kleiner lächerlicher Splitter davon, um den schokoladigen Geschmack genießen zu können. Man wird auch schneller satt und sollte – wenn man das Fasten auch zum Abnehmen durchzieht - dann nicht wie gewohnt alles essen, was auf dem Teller liegt.

## Strategien zum Glücklich sein

Zum Glücklichsein braucht man weder Auto, Haus noch Traumpartner. Viele Menschen besitzen das alles und sind doch nicht glücklich, weil sie auf das Glück warten und andere dafür verantwortlich machen. Gretchen Rubin, eine amerikanische Journalistin, machte sich auf die Suche nach den Aspekten des Glücks und fand damit gleich das Mittel, um ihr Immunsystem auf Vordermann zu bringen. Nachzulesen ist dies in ihrem Buch „The Happiness Project", das es auch in Deutsch gibt. Hier sind ihre wichtigsten Thesen:

**Länger schlafen.** Sie geht beim ersten Anzeichen von Müdigkeit sofort ins Bett. Zähneputzen, Abschminken erledigt sie, bevor sie sich an den Fernseher setzt, damit sie wirklich unverzüglich ins Bett verschwinden kann. Schon nach zwei Wochen fühlte sie sich energiegeladen und ausgeglichener. Die Columbia Universität fand heraus, dass Schlaf vor Mitternacht einen besonders schützenden Effekt vor Depressionen habe.

**Bewegung steigern.** Sie schnallte sich einen Schrittmacher um, mit dem sie überprüfte, dass sie wirklich 10.000 Schritte pro Tag machen würde. Der Erfolg zeigte sich in mehr Fitness, Gewichtsabnahme positiver Denkhaltung. Siehe auch Bewegung, Seite 39

**Ernährungstagebuch.** Gretchen Rubin hatte ein paar Pfündchen zu viel. Die wurde sie spielend los, nachdem ihr bewusst wurde, was sie alles so nebenbei in sich hineinstopfte. Es waren auch Dinge dabei, deren Inhaltsstoffe sie erstmals aufmerksam hinterfragte und fortan vermied.

**Aufräumen.** Man kann es gut nachempfinden, dass Leben mit Gerümpel und Dingen, die einfach nur so herumliegen, kein positives Gefühl erzeugen. Also entrümpeln, sortieren, wegwerfen. Jeder hat seine Ecken und Schränke, den Keller oder bestimmte Schubladen, wo Dinge erst mal vorübergehend entsorgt werden. Mit der Zeit entstehen daraus Sammlungen, die man weder noch kennt und schon gar nicht mehr benützt. TV Hören und Sehen (27/10) behauptet, dass wir nur 20 Prozent unserer Besitztümer oft und gerne benützen und 80 Prozent nur herumstehen und stören. Also weg damit. Das ist aufregend und es tut nur bei den ersten Stücken weh. Wer eine generelle Aufräumarbeit nicht übers Herz bringt, kann sich vornehmen, sich jeden Tag von nur einem (1) Stück zu trennen. So lernt man im Kleinen, wie befreiend das ist.

**Meditieren,** wenn man sowieso nur herumstehen kann wie an der Bushaltestelle oder an der Supermarktkasse. Meditieren im Stehen kann man lernen. Angeblich werden dabei der Botenstoff Dopamin, das Glückshormon, ausgeschüttet und Stresshormone abgebaut.

**Singen.** Gretchen Rubin sang morgens mit ihren Kindern beim Wecken ein Lied. Freilich kann man auch für sich alleine singen oder zur Radiomusik. Singen erhöht die Konzentrationsfähigkeit, fördert das Erinnerungsvermögen und das Improvisationstalent, meint Frau Schönemann von TV.

**Dankbar sein.** Gretchen Rubin schrieb eine Liste mit all den Dingen, wofür sie dankbar ist: für ihre gut geratenen Kinder, für die Liebe ihres Mannes. Als Borreliose-Patientin würde sie vielleicht hinzufügen, dass die operierte linke Schulter nicht mehr wehtut, dass sie wieder Computer schreiben kann, dass sie einen Arzt hat, zu dem sie Vertrauen haben kann, dass sie täglich eine halbe Stunde stramm marschieren kann. Diese Liste schaute sie sich täglich an und fand immer wieder neue Aspekte, für die sie dankbar ist: eine Pflanze, die sie wieder erfolgreich aufgepäppelt hat, ihre Orchidee, die nach langer Pause neue Blüten treibt, für ihre freundlichen Nachbarn, was keine Selbstverständlichkeit ist.

**Mehr lachen.** Es muss ja nicht gleich Lach-Yoga sein, um dieses befreiende Körpergefühl zu erleben. Gretchen Rubin schaute sich lustige Filme an und lernte vor dem Spiegel, die

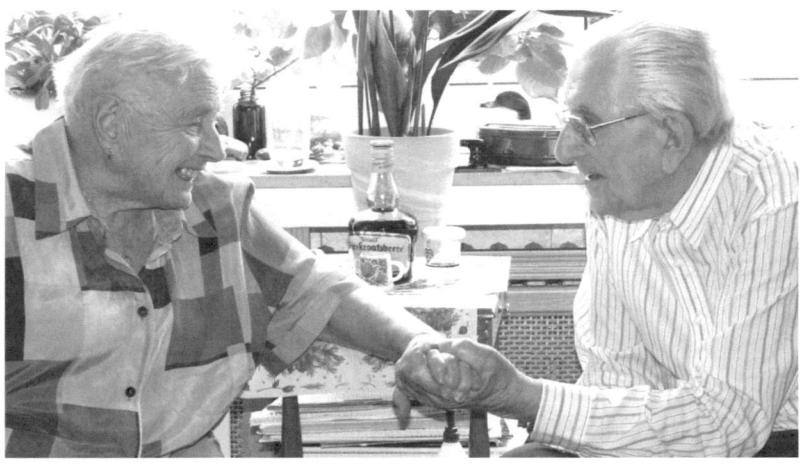

Mundwinkel zu heben. Sie las Witze und erzählte sie weiter. So kehrte das Lächeln in ihr Leben zurück. Lachen senkt angeblich den Blutdruck und kurbelt die Produktion von Immunzellen an, gleichzeitig werden Schmerzsignale gedämpft.

„Gib jedem Tag die Chance, der schönste deines Lebens zu werden."

# Ein Gebet als Medikament?

Mehr als ein Mal in meiner Tätigkeit als Vorsitzende des Borreliose und FSME Bundes Deutschland quälte ich mich mit Kopfschmerzen oder Ideenlosigkeit, mit Wortfindungsstörungen, mit Konzentrationsstörungen, mit Schwierigkeiten herum, Inhalte von Texten und Artikeln aufzunehmen oder gar zu verstehen herum. Ich bin ganz sicher nicht gottlos, seit einem Klosteraufenthalt bete ich sogar dann und wann wieder. Aber es ist mir vermutlich lange nicht mehr so schlecht gegangen, dass ich auf die Idee käme, für mich selbst zu beten. Trotzdem fühle ich in meinem Bewusstsein, dass zu Geduld, Zuversicht und Hoffnung auf Besserung von Beschwerden Beten ein hilfreiches Mittel sein kann.

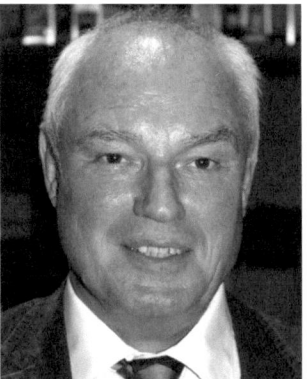

Jeder christlich gesinnte Mensch wird dem zustimmen. Weil ich es mir aber nicht anmaßen wollte, den geschätzten Lesern vorzumachen, wie sie beten könnten, bat ich meinen Freund Karl Hüsing, ein Gebet zu entwerfen. Das tat er auch umgehend. Er hat die Bitte allerdings etwas missverstanden: Es ging nicht um mich. Ich empfände es jedoch als Frevel, wenn ich diese heilbringenden Worte auf Neutral umtexten würde. Vielleicht finden Sie ja auch jemanden, der für Sie betet?

Karl schrieb: Und was Deinen Gebetswunsch angeht. So habe ich für Dich gebetet; dieses Gebet kannst Du auch selbst wiederholt beten, 3xtäglich einnehmen als ein Medikament (medicare mentale: Heilen kraft Gottes Geist, ist die wahre Bedeutung des Wortes)

*"Gott, Vater, Dein Wort sagt, dass Du immer eine Hilfe in der Zeit der Not bist. Du sandtest Dein Wort und heilst die Krankheiten. Ich komme im Namen Jesus Christus jetzt zu Dir und bete für Ute Fischer, die an einer multiformen Borreliosekrankheit leidet. Vater, ich bitte Dich im Na-*

*men Jesus Christus von Nazareth, dass Du der Not von Ute Fischer jetzt begegnest und jeder Krankheitsgeist der Depression und Hoffnungslosigkeit aus ihrem Leben weicht. Vater, für Dich sind Entfernungen kein Problem. Während ich bete, beziehungsweise während sie dies Gebet liest oder/und für sich spricht, bist Du bei ihr, so nahe, wie ihr eigener Atem. Ich bitte Dich, berühre Du ihren Körper und heile sie Kraft deines Heiligen Geistes und des vergossenen Blutes Jesu. Gib Du ihr neue Hoffung und Erkenntnis dessen, was Du willst, dass sie nach Deinem Willen tun soll.*

*Du allein bist es, der ihr neue Kraft geben kann, damit auch das Immunsystem wieder selbstregulierend arbeitet und die Nebenwirkungen von Arzneimitteln neutralisiert werden. Vater ich bitte Dich, dass Du alle von der Krankheit befallenen Zellen durch neue ersetzt, gemäß Deinen Verheißungen und alle chemischen und elektrischen Frequenzen in ihrem Körper wieder in deine Ordnung kommen. Gott, Du kannst das tun, denn was den Menschen unmöglich ist, das ist Dir möglich. Ich setze meinen Glauben frei, dass Du das Gebet entsprechend deiner Verheißungen beantwortest, denn Du liebst uns, deine Geschöpfe so sehr, dass Du deinen Sohn für uns hingegeben hast, dass wir von unseren Sünden befreit und errettet werden können, was auch Heilung an Geist, Seele und Körper beinhaltet.*

*Bitte zeige Ute noch vorhandene Hinderungsgründe auf. Vater, ich bitte Dich, dass die Gesundheit wieder in ihren Körper zurückkommt. Danke, dass Du das tust. Schaffe in ihr einen neuen festen Glauben, den auch die Menschen bekamen, die Jesus heilte beziehungsweise von ihm geheilt wurden. Dies bete ich in Jesu Namen. Amen!*

Karl Hüsing war viele Jahre in der gesetzlichen Krankenversicherung, einer Innungskrankenkasse, beschäftigt, vor dem Ausscheiden aus gesundheitlichen Gründen als Stellvertreter der Geschäftsführung. Ein Erlebnis mit Gott erhielt ihm das Leben. Er befasste sich mit der Ursachenforschung und ganzheitlichen Heilung. Er absolvierte ein heilkundliches Studium, Aus- und Fortbildungen bei Dr. Dietrich Klinghardt, Weiterbildungen in Christlicher Heilkunde, dem christzentrischen Heilverfahren, mit der er selbst seine Borreliose heilte. Sein Buch „Borreliose, krank nach Zeckenstich" (ISBN 978-3-9811846-0-0) ist noch antiquarisch erhältlich.

## Entschleunigen

Multitasking macht dumm und krank. Das ergaben mehrere Studien, woran der Hirnforscher Manfred Spitzer aus Ulm erkannte, dass sich unser Gehirn verändert, wenn wir es dem Stress von vielen Dingen gleichzeitig aussetzen. Multitasking bedeutet, während des Telefonierens Emails bearbeiten oder gleichzeitig SMSen schicken, während man einer Sitzung folgt. Viele Dinge gleichzeitig tun zu können, was man witzigerweise nur Blondinen unterstellt, verringert die Aufmerksamkeit für die einzelne Aufgabe, erhöht die Fehlerquote und erzeugt krank machenden Dauerstress.

Das Gegenteil von Multitasking ist Achtsamkeit. In Kursen kann man lernen, innezuhalten und Dinge, Gefühle und Gedanken zuzulassen, die sonst als Geistesblitze an uns vorbeirauschen, uns anstrengend beschäftigen, ohne dass wir sie wahrnehmen. Achtsamkeit lässt sich überall und unbemerkt trainieren. Es geht dabei nicht darum, was man so den Tag über tut, sondern nur um diesen einen Moment, in dem man sich selbst aufmerksam beobachtet, was man wie tut und welche Gedanken und Gefühle dieses Tun erzeugen. Vorrangig die Traditionelle Chinesische Medizin, aber auch andere Therapien setzen diese Selbstbeobachtung erfolgreich ein, um Menschen zu entschleunigen. Zu den Indikationen gehören Infektionen wie die Borreliose, aber auch deren Begleitsymptome wie Schlafstörungen, Kopfschmerzen, Migräne, Magenprobleme und chronische Schmerzen.

Angeblich könne man damit sogar erreichen, dass sich die Denkhaltung zum Essen und dem, was man in sich hineinstopft, ändert. Der Mensch wählt seine Lebensmittel aufmerksamer aus und beobachtet sich beim Essen, Schmecken und Verdauen. Eine Studie der Psychologin Britta Hölzel zeigte, dass sich schon bei täglich einer halben Stunde Achtsamkeitsübungen nach acht Wochen die Dichte der grauen Substanz in bestimmten Hirnregionen messbar verändert habe. Vor allem im Bereich des Hippocampus, zuständig für Gedächtnis, Lernfähigkeit und Verarbeitung von Emotionen wie Selbstwertgefühl und Empathie habe sie deutlich zugenommen.

## Man erkennt sich ohne große Worte

Borreliose-Patienten stoßen von Zeit zu Zeit auf Vorbehalte, wenn sie über ihre Krankheit sprechen möchten. Das ist nicht für jeden interessant, und so mancher ist des Themas überdrüssig. Damit aber die, die darüber sprechen und vom Gegenüber Erfahrung sammeln wollen, sich erkennen, gibt es eine kleine zierliche Anstecknadel mit Schmetterlingsverschluss, das LB (Lyme-Borreliose) mit einem winzigen roten Punkt.

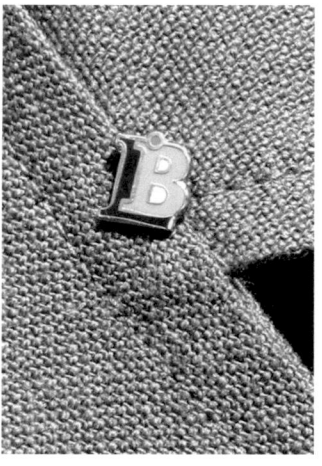

Sie bedeutet nicht: Ich habe Borreliose; sondern „Sie können mit mir über Borreliose sprechen". Der Borreliose und FSME Bund Deutschland entwickelte es 2011 und verschickte es an alle Mitglieder. Aber auch Nichtmitglieder können es dort gegen eine Spende bestellen.

Entwurf: Christa Küppers

## Gutes tun – sich selbst und anderen

Nicht nur Borreliose-Patienten fühlen sich alleine gelassen, aber ganz besonders Borreliose-Patienten, weil sie das Tabu spüren, das diese Krankheit in den Klauen hält. Die Freunde wenden sich ab, weil man ihnen vermutlich seit Monaten und Jahren klagt, dass man keinen Arzt findet oder vom Hausarzt nicht ernst genommen wird. Gemeinsame Verabredungen, gar Reisen oder Wanderungen müssen im letzten Moment abgesagt werden, weil der Körper dann doch nicht so funktioniert, wie er sollte. Früher oder später erhält man gar keine Einladungen mehr nach dem Motto: Die oder der macht ja doch nicht mit. Die oder der redet ja immer nur über Krankheit.

Borreliose macht einsam, wenn man in diesen Teufelskreis gerät und darin alleine seine Runden dreht. Aus diesen Beweggründen entstanden Borreliose-Selbsthilfegruppen (SHG) als ein Akt der Selbsthilfe. Dazu braucht es keine Vereinsgründung, keine Statuten, keinen Vorstand, sondern nur Betroffene, die sich austauschen wollen. Es ist auch nicht so, dass dort einer oder eine sitzt und alle Fragen beantworten kann. Selbsthilfe ist kein Vortragsprogramm, sondern Erfahrungsaustausch über Therapien, über Diagnostik, über Ärzte, über Alternativen. Dort kann man Fragen stellen und Fragen beantworten, an die man sich beim Arzt nicht herantraut. Selbsthilfe tut gut. Sich selbst und anderen. Es gibt den Einzelnen das befriedigende Gefühl, dass sie sich nicht mit Worthülsen abfinden, sondern mehr über die Krankheit wissen, ihr Geschick selbst in die Hand nehmen und dabei noch Schwächeren helfen.

Eine SHG findet sich einfach zusammen. Freilich braucht es einen oder zwei oder drei, die sich auf die Suche nach einem Raum machen. Aber die Initiatoren müssen nicht mehr über Borreliose wissen als ihre Mitstreiter. Davor schrecken viele immer wieder zurück: „Ich weiß nicht so viel über Borreliose". Macht nix. Gemeinsam lernt man voneinander.

# Wie gründe ich eine Borreliose-SHG

Am Anfang aller Selbsthilfegruppen steht der Wunsch, anderen Menschen ihr Schicksal zu erleichtern und auf diesem Wege selbst mehr Information und Wissen ansammeln zu können. Ein Helfer-Syndrom alleine reicht nicht aus, weil man unter Überforderung nicht stark genug ist, seine Ziele durchzusetzen.

Eine Selbsthilfegruppe ist auch nicht geeignet, um damit Geld zu verdienen. Das Gegenteil ist der Fall. Gerade am Anfang sind eigene finanzielle Investitionen notwendig wie Porto, Telefonkosten, Kopien für Handzettel, Fahrtkosten und ähnliches.

Für viele dieser Kosten kann man, wenn sich eine SHG erst einmal gebildet hat, Zuschüsse bei verschiedenen Stellen beantragen. Auf die Dauer ermöglicht der Borreliose und FSME Bund Deutschland e.V. (BFBD) durch kostenlose, bei Nichtmitgliedern bezuschusste Überlassung seiner Druckschriften jeder SHG eine Teilfinanzierung ihrer Kosten durch den Verkauf der BFBD-Zeitschriften.

Selbsthilfegruppen können, aber müssen kein Verein werden. Die wenigsten Selbsthilfegruppen sind ein Verein. Wenn es nur darum geht, Spendenquittungen ausstellen zu können, so ist dies auch möglich, wenn man Mitglied im Borreliose und FSME Bund Deutschland (BFBD) ist. Der leitet zweckgebundene Spenden an die gemeinte SHG weiter und quittiert dem Spender die Spende. Über die Vor- und Nachteile klären die Selbsthilfekontaktstellen auf. Folgende Reihenfolge ist ratsam, aber nur eine von vielen Möglichkeiten, wie man sich seine Selbsthilfegruppe aufbaut. Es kann am Anfang weniger sein oder mehr, was man in Angriff nimmt, je nachdem, wozu man sich körperlich und intellektuell befähigt fühlt.

**1. Gleichgesinnte/Betroffene suchen** in dem man zur Redaktion seiner Heimatzeitung geht und über sein Vorhaben spricht. Hilfreich ist es, wenn man dann schon einen Zeitpunkt und einen Raum zur Verfügung hat; das kann anfangs auch ein Biergarten sein oder eine Kneipe. Beim ersten Treffen kann man verschiedene Aufgaben verteilen, zum Beispiel:

- Öffentlichkeitsarbeit (Print, Funk, Fernsehen)

- Presseverteiler aufbauen (Redaktionsadressen von Zeitungen, Anzeigenblättern, Privatsendern, Öffentlich Rechtlichen Sender, Freien Journalisten)

- Kontakte knüpfen über das BFBD-Forum www.borrelioseforum.de
- Aushang/Handzettel (Ärzte, Apotheken, Physiotherapeten)
- Aufklärungsveranstaltung als Auftakt, um Patienten zu suchen
- Teilnehmerliste erstellen und fortführen

## 2. Verbündete suchen

- Borreliose und FSME Bund Deutschland e.V. (BFBD)
- Krankenkassen
- Gesundheitsamt
- Politiker vor Ort (Kommune, Landkreis)
- Apotheker
- Physiotherapeuten
- Labore
- Pfarrer
- Vereine, die in Ausübung ihres Angebots mit Zecken in Berührung kommen
- Selbsthilfekontaktstellen: Die gibt es in allen Bundesländern und vielen größeren Städten als Einrichtung des Paritätischen, des Roten Kreuzes, der Caritas, des Gesundheitsamtes und anderer gemeinnütziger Institutionen. Sie begleiten neue Selbsthilfegruppen mit Rat, zum Beispiel wo, wann, wofür Fördermittel beantragt werden können und wie man an Räume zum Treffen der Gruppe kommt.

## 3. Sponsoren suchen für

- Geld
- kostenloses Bankkonto
- Räume
- Kopien
- Telefon/Porto

## 4. Ausstattung

(sinnvoll aber nicht unbedingt gleich zu Beginn nötig)

- Anrufbeantworter mit individuellen Beratungszeiten besprechen
- eigene Beratungs-E-Mail-Adresse
- Stempel für Flyer (BFBD) und als Ersatz für Briefpapier
- Infomaterial (Merkblätter z.b. vom BFBD oder eigene Flyer)
- Spenden-Dose

## 5. Ärzteliste aufbauen

- Gute Patientenberichte bündeln und weiterführen
- Gespräche suchen mit Ärzten, die Borreliosepatienten abweisen
- Ärzte als Referenten suchen

## 6. Gruppenleben

- Gruppentreffen festlegen, wie oft?
- feste Treffzeiten in festen Räumen (nie Zuhause und nicht in Kneipen)
- Stellvertreter/Mitorganisatoren suchen, Team bilden
- Stellvertreter/Berater suchen und regionale Telefonberatung organisieren
- Eventuell Themenplanung/Jahresplan/Referenten

## 7. Öffentlichkeitsarbeit

- Gruppentreffen in Medien rechtzeitig ankündigen
- Kontakt suchen zu Medien, die über Borreliose schreiben wollen
- Leserbriefe zu Borreliose-Berichten schreiben und Mitstreiter dazu animieren
- Patientenschicksale anbieten
- An Selbsthilfetagen der Kommunen/Kirchen/ Krankenkassen teilnehmen
- Infomaterial herstellen, ordern und verteilen (BFBD)
- Vorträge halten (Landfrauen, Kindergärten, Vereine)
- Sich in Print- und Internetverzeichnissen (nicht nur BFBD) als SHG eintragen lassen

## 8. Wissen sammeln und aufbauen

- Kontakt halten zu anderen Borreliose-Selbsthilfegruppen
- Literatur sammeln
- Besuch der Veranstaltungen des BFBD und anderer Selbsthilfegruppen mit ähnlichen Symptomen/Fehldiagnosen
- Besuch von Borreliose-Vorträgen von Ärzten für Patienten
- Kennenlernen des ärztlichen Borreliose-Umfeldes

# „Scheißtag"

### Was machen erfahrene BorrelianerInnen?

Zu brutal das Wort? Wie soll man Tage nennen, wenn sie von Heute auf Morgen eine Kerbe in unsere Hoffnung und Zuversicht schlagen? Nicht jeder ….. tag ist ja gleich der Beginn eines neuen Krankheitsschubs. Da rennt man nicht gleich zum Arzt, weil es am rechten Oberschenkel zieht oder man die Finger einer Hand nicht richtig krümmen kann. Solche Tage erleben auch Menschen, die keine Borreliose haben. Aber Borrelianer ahnen und vermuten, wer da über Nacht in uns gezündelt hat. Wehret den Anfängen, sagen sich die Optimisten. Nicht unterkriegen lassen, auch wenn man solche Tage nicht ignorieren kann. Sie kommen. Und sie gehen auch wieder.

### Heilung suchen

Also ich schleppe mich in meinen Garten. Trotz Zecken. Ich mache dann irgendwas: Löwenzahn raus oder die Knospen der Rose zählen, Unkraut zupfen... Das mach' ich auch bei Scheißwetter an Scheißtagen, denn aus der Erde steigt etwas auf, was mir das Leben leichter macht. Die Erde heilt mich. Und seit wir Bienen haben, heilt mich auch die Musik ihrer Flügel.
*Christa Küppers, SHG Rhein/Berg*

### Heiße Brause

Meine beste Waffe gegen anfliegende Schmerzen – meistens im Genick – ist die heiße Dusche. Dabei denke ich nicht an Wasserverbrauch, sondern dusche so heiß wie möglich und mache Dehnübungen dabei. In der Regel bin ich nach 15 Minuten wieder etwas entspannter im Nacken. Dann kommen noch zwei, drei Durchgänge mit dem heißen Kirschkernkissen, das ich mir in Schlauchform genäht habe und um den Nacken lege.
*Angelika Wagner, Rüsselsheim*

### Pille schlucken

Was mich immer mal fertig macht, sind plötzliche Schmerzen im rechten Hüftgelenk oder im linken Sprunggelenk. Nie beides gleichzeitig. Sie kommen ohne Ankündigung aus heiterem

Himmel und lassen sich nur mit einer Tablette (Wirkstoff Diclophenac) vertreiben. Ich nehme die Darreichungsform zum Auflösen, weil sie magenfreundlicher ist, nach nichts schmeckt und schnell wirkt. Ohne diese „Püppies" wäre ich aufgeschmissen, meinen beruflichen Alltag zu beginnen oder fortzusetzen, geschweige denn überhaupt zu Fuß nach Hause zu kommen. Meinen Namen sage ich besser nicht. Mein Chef ahnt von alledem nichts. Muss er auch nicht. *Walter aus Höxter*

## Eigenes Programm entwickelt

Ein Professor sagte mal "der hat schon alles durch" und verordnete mir dann zwölf Monate Minocyclin mit Quensyl, was mir auch deutlich geholfen hat. Jedoch traten die Beschwerden später immer wieder, wenn auch spürbar schwächer auf. An sogenannten "Scheißtagen" und zunehmenden Beschwerden nehme ich wieder für ein bis zwei Wochen Minocyclin und Quensyl und die Beschwerden sind dann fast vollständig für Wochen oder Monate weg.

Ich habe nun meinen eigenen Weg gefunden, von dem ich glaube, dass ich dadurch geringere Beschwerden habe:

- viel Sport, drei bis vier Mal pro Woche Yoga
- regelmäßige lange Saunagänge bis fast zum Umkippen
- homöopathische Unterstützungen mit fünf verschiedenen Mitteln
- tägliche Anwendung des Zappers 10 - 20 Minuten
- unterstützende Einnahme von Vitaminen, Magnesium, Knoblauch, Ingwer und Kurkuma. Seitdem sind meine Beschwerden deutlich geringer geworden und die „Scheißtage" seltener

*Klaus aus Darmstadt*

## Ablenken, Verdrängen

An so einem "Scheißtag" versuche ich mich erst recht zu meiner Arbeit zu zwingen, meist topfe ich dann um. (Gewerbsmäßiger Orchideen-Züchter) Ich meide dann alle Menschen so weit es geht, denn zu dieser Zeit nervt jeder Mensch fürchterlich, selbst der geliebte Partner.

Wenn mich das dann zu stark nervt, dann laufe ich über meinen Acker, suche meinen Kater zum Streicheln, blättere nervös in botanischer oder kulturhistorischer Fachliteratur. Ist es Nachmittag, dann lege ich mich hin, mit Kater. Der ist dann froh, dass er auf oder an mir dösen kann. Ist es Spätnachmittag, dann trinke ich ein Bier, vor allem wenn ich Kopfweh hab. Bisweilen auch eins mehr als notwendig. Abends grille ich für die Familie, da kann ich alles verdrängen. Wird's dunkel, geh ich in die Kiste.

Da wir beide (nicht der Kater, sondern auch meine Frau) Borreliose haben, wissen wir beide um die Nervenlage an so einem Tag. Wenn einer also dem anderen wieder mal fürchterlich und unbegründet auf die Nerven geht, sagt er/sie "Komm, du hast wieder Borreliose". Damit zeigt der eine, dass der andere mit dem "Scheißtag" ihm fürchterlich auf dem Keks geht, ihm aber nicht böse ist. Das sieht der andere auch so und ist deshalb nicht stinkig. Bei einem Kranken und einem Gesunden führen solche Situationen sicherlich zu ernsthaften Spannungen. *Manfred Wolff, Vorsitzender des Borreliose und FSME Bundes Deutschland*

## Disziplin

Ich gehöre zu den Menschen, die leider immer alles voraus planen müssen und sich als erste Handlung am Morgen ihren Tischkalender vornehmen. Eigentlich bin ich schon mein ganzes Arbeitsleben ein Sklave dieses Gegenstands und ohne die akribischen Aufzeichnungen, die mir sein Inhalt bietet, bin ich zu nichts zu gebrauchen. Erst dann bereite ich mein Müsli zu und trinke zum Frühstück viel zu viel Kaffee. Nur knapp studiere ich die Headlines der Zeitung und freue mich, wenn vor 9 Uhr niemand anruft.

Ich denke, dass ich nur durch diese wiederkehrende Systematik mein Leben im Griff habe. Denn das Schlimmste wäre, zu jammern und an Kranksein zu denken. Denn es vergeht kein Tag, an dem sich diesbezüglich mein Kopf oder mein Körper nicht bemerkbar machen. So klappt mein Leben beinahe immer, auch an „Scheißtagen". *Noch'n Klaus*

**3-Punkte-Programm**
**Je nach Schwere dieses Sch…tages:**

1. Kurze Entspannung zum Beispiel durch eine Bilderreise oder leichtes Muskeltraining.

2. Noch besser: kurzes Telefongespräch mit jemandem, den man mag, Streicheleinheiten abholen.

3. Sehr wirkungsvoll: Auch wenn es kalt oder nass ist, anziehen und einen kurzen, strammen Gang machen. Danach läuft meistens alles besser. Abends im Bett sollte man sich bei "Jemanden da oben" bedanken, dass man den Tag doch halbwegs überstanden hat. Ich habe gerade solch einen Tag hinter mir. *Eleonore Bensing, Borreliose SHG Bremen*

**Ausgeliefert**

Den "Scheißtag" nahen, bemerke ich schon nachts. Ich werde dann sehr oft wach und fühle mich wie durchgekaut. Die Kloschüssel ruft mich dann mindestens drei Mal in der Nacht. Zu dieser schwanke ich dann mit Brechreiz und der Gewissheit "Das wird heut nix!".

Dann heißt es, die Kollegen zu überzeugen, dass ich es einfach mal wieder nicht schaffe! Es tut mir dann so leid, sie im Stich zu lassen. Es geht beim besten Willen nicht! An diesen Tagen ist das Bett mein einziger Freund. Trotzdem raffe ich mich immer wieder trotz furchtbarer Schmerzen und Schwindel auf, um wenigstens ein bisschen was im Haushalt zu erledigen. Denn ich ahne, dass da noch etliche "Scheißtage" folgen werden. Doch mein erzwungener Fleiß wird immer wieder von heftigen Schmerzkrämpfen am ganzen Körper und von dieser erbärmlichen Erschöpfung unterbrochen.

# Scheißtag

Oh wie ich diesen Zustand hasse! Gegen die Schmerzen kann ich ankämpfen, sie erdulden oder mit Schmerzmitteln dämpfen, aber dieser gnadenloser Erschöpfung bin ich hilflos ausgeliefert. Ja ich weiß, ich muss meine Kräfte einteilen. Aber eigentlich möchte ich leben. Möchte wieder unbeschwert Tage planen und ohne Schwindel und Schmerzen... ich möchte wie andere auch gesund sein. *Petra Bonin, Borreliose-SHG Kusel*

**Entspannen mit der Katze**

Im Durchschnitt habe ich durch die chronische Borreliose an ein bis zwei Tagen pro Woche migräneartige Kopfschmerzen. Wenn ich merke, dass ein Anfall kommt, muss ich leider Schmerzmittel nehmen, um die Dauer von drei auf einen Tag verkürzen zu können. Nach der Medikamenteneinnahme lege ich mich ins Bett und schlafe drei Stunden. Ich schlafe entspannt ein, weil ich weiß, dass es mir nach dem Schläferchen schon deutlich besser gehen wird.

Wenn der "Scheißtag" nicht auf Migräne, sondern "nur" auf totale Erschöpfung und auf zahllose Fehler durch ein Gehirn, das nicht mehr vernünftig denken und erinnern kann, zurückzuführen ist, gucke ich im Winter einfach "den Fernseher leer". Das heißt, dass ich mich mit meiner Katze auf dem Schoß eine Stunde vor den Fernseher setze. Dabei kann ich dann die Erschöpfung und die demenziellen Symptome gut vergessen. Im Sommer lege ich mich stattdessen samt Katze eine Stunde auf die Liege im Garten und genieße die Sonne.

Ich habe mir abgewöhnt, mich an solchen "Scheißtagen" darüber zu ärgern, dass ich mein Arbeitspensum als Freiberufler heute "mal wieder" nicht annähernd schaffen werde. Solche Gedanken machen nur ein schlechtes Gewissen und die Arbeit erledigt sich dennoch nicht von alleine. *Dr. Margot Eul*

**Aussitzen. Abwarten. Wegbleiben.**

Ich mache wirklich eine Menge vorbeugend: regelmäßig Multivitamin, Mineralstoffe, Pflanzeninhaltstoffe, Omega 3, NADH, Mangostan, Schwarzkümmelöl, Quick-Zapper-Anwendung ebenfalls regelmäßig und besonders gegen akute Schmerzen, Kopf, Knie, Finger, Sonstiges. In akuten Schüben nehme ich keine Medikamente, nur verstärkt Vitamin C und NADH, sowie Infrarotsauna und Abwarten.

Mein Hauptproblem ist der Kopf, verbunden mit starkem Tinnitus (Pfeifen, Summen, Pulsen, Tuckern wie ein Zweizylinder), erhebliche Konzentrationsprobleme, Lärmempfindlichkeit. Partymuffel hoch drei. Da gibt es kaum ein durchschlagendes Erfolgsrezept, außer Wegbleiben. „Du siehst gut aus". Solche Kommentare erspare ich mir lieber.

Stress ist absolut „tödlich", schon ein Termin wirft mich in ein Loch. Kopfschmerz muss ich aussitzen. Seit über einem Jahr weiß ich, dass meine Nieren (vermutlich wegen der 120 Infusionen und noch mehr Tabletten) defekt sind. Daher: keine Medikamente und keine Arztbesuche mehr. Ende. Schluss. Aus. Zeit- und Geldverschwendung. *Manfred*

## Hildegard von Bingen und gute Freunde

Scheißtag? Trotzdem aufstehen, der Kaffee morgens muss sein. Der Gang in den Garten vor dem Frühstück hebt schon die Stimmung. Dabei werden die Kräuter fürs Frühstück geschnitten. Es sind Schnittlauch, Schnittknoblauch, Bärlauch, Oregano, Löwenzahn, Brennnessel, Estragon, Rosmarin und was der Garten jahreszeitlich so hergibt.

Tees gehören ebenso seit Jahren dazu, meist selbst gesammelt. Sehr gut sind Brennnesseln, Ringelblume, Salbei, Holunder-, Borretsch- und Lindenblüten und so weiter. Alles wird gesammelt, wenn ich in Gegenden bin, die mir relativ "gesund" erscheinen. Natürlich sehr gut waschen (mindestens drei Mal), damit man sich nicht neue Probleme durch Parasiten holt. Näheres ist über Hildegard von Bingen zu lesen. Hat mir in der Akutzeit sehr geholfen.

Öle, ebenfalls selbst hergestellt, taten mir sehr gut. Viel frische Luft und Bewegung. Balance halten zwischen Körper, Seele, Geist, nicht immer leicht. Da helfen gute, geduldige Freunde. *Bea*

**Fressnarkosen**

Einen (1) "Scheißtag" kenne ich leider nicht. Es waren immer mehr, auch mal sechs Wochen oder mehrere Monate, auch Jahre mit zwar wechselnden aber dauerhaften Beschwerden, ein Mal sogar anderthalb Jahr Dauerschmerzen an mehreren Stellen, vor allem der Bereich Nacken-Schulter-Arm. Ich schlage mich schließlich seit 25 Jahren damit herum. Beschwerden ist für mich etwas anderes als richtige Schmerzen. Manches registriert man schon gar nicht mehr. Ich wundere und freue mich eher tierisch, wenn sich mein Körper mal **einen Tag "normal"** anfühlt; dann bin ich 20 Jahre jünger!

Was mache ich in Problemphasen: allein sein, Störungen meiden. Leute, Licht, Lärm, Druck verstärken die Schmerzen. Überflüssiges abstreifen, viele Termine absagen und lange Jahre gleich gar keine machen. Frustessen, danach konnte ich immer etwas schlafen und hatte etwas Energie: „Fressnarkosen" nannte es kürzlich ein Arzt. Man braucht viel Ruhe.

Was sicher nicht hilft: grübelnd wachliegen und wissen, dass der folgende Tag im Eimer ist: keine Energie, keine Energie, keine Energie. Manchmal dachte ich auch an eine Radikallösung. Der Arzt sah keinen Bedarf, weiter zu forschen. Also musste ich die Initiative ergreifen. Sonst halfen im Notfall am ehesten Schlaftabletten (3,75 mg Zopiclon auf der Bettkante- Immunsystem!), was keine Dauerlösung bot, weil es abhängig macht. Leider gab es die Notfälle öfter; man muss Prioritäten setzen. *Corry*

**Göttliche Ordnung**

Ich wurde von einem Heiler angeleitet, mir an so einem Tag bildlich vorzustellen, dass sich täglich Millionen Zellen in mir neu entwickeln und nach einem göttlichen Plan sehr wohl wissen, was sie zu tun haben. In dem ich mich auf diese Imagination einlasse, hilft es mir, mich mit diesem Tag zu arrangieren. *Brigitte*

## Heute kein Scheißtag

Gott sei Dank gibt es auch diesen Tag. Ich wache morgens auf und bleibe ganz still liegen.

Was ist los? Erstaunen: Ich habe heute Nacht durchgeschlafen. Nichts tut weh. Vorsichtlich räkle ich mich, ganz vorsichtig, weil ich gewohnt bin, dass nach dem Räkeln ein Krampf meinen Unterschenkel würgt. Kein Krampf. Ich öffne vorsichtig die Augen. Sie sind nicht verklebt wie sonst. Mein Kopf ist klar trotz der zwei Gläser Rotwein am Vorabend, über die ich mich morgens so oft ärgere. Vorsichtig erhebe ich mich. Auch das Ileosakralsegment (über dem Kreuzbein) lässt zu, dass ich mich schmerzfrei aus dem Liegen erhebe. Wow.

Was für ein Tag. Ich gehe leichten Schrittes ins Bad. Normalerweise laufe ich rechts auf den Zehen, weil mir die Ferse wehtut. Nichts. Kein Ziepen in den Zehen. Auch das rechte Hüftgelenk eiert nicht. Was habe ich gestern anders gemacht als sonst? Kartoffelsuppe gegessen. Bis 22 Uhr am Schreibtisch gearbeitet und dann beim Fernsehen noch einen Korb Wäsche gebügelt. Bei den Nachtnachrichten eingeschlafen. Gläser gespült und mich leise neben meinen bereits schlafenden Mann gekuschelt. Ja richtig: Ich hatte vor dem Einschlafen versucht, mein Unterbewusstsein auf meine Augen zu lenken. Sie sind seit Wochen gerötet, oft verklebt. Manchmal brennen sie, als sei salzige Tränenflüssigkeit auf die Pupillen geraten. Augentropfen brachten nur selten Erleichterung. Ich werde es heute Abend erneut probieren.

Aber jetzt erst einmal den schmerzfreien Körper genießen. Man sieht es mir an, dass es mir heute gut geht. Ich fühle mich sogar schön. Danke.

## Borreliose-Selbsthilfe

Borreliose und FSME Bund Deutschland e.V.
Patientenorganisation Bundesverband
(ehemals Borreliose Bund Deutschland e.V., Hamburg)

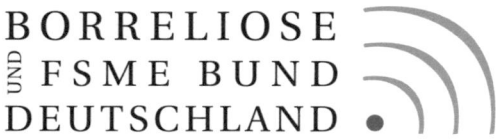

**BORRELIOSE** UND **FSME BUND DEUTSCHLAND** ·
PATIENTENORGANISATION BUNDESVERBAND

Werden Sie Mitglied im Borreliose und FSME Bund Deutschland e.V. Wir kämpfen

- für generelle Meldepflicht
- für Borreliose-Ambulanzen für Gesetzlich Versicherte
- für die Kontrolle der Ärztlichen Selbstverwaltung
- für zuverlässige evidenzbasierte Leitlinien
- für kompetente Anwälte
- für uneigennützige Gutachter
- für aufmerksame Richter

Mitglieder erhalten jährlich zwei Fachzeitschriften über den neusten Stand der Borreliose sowie Rat und Hilfe bei Ansprüchen gegen Leistungsträger. Es existiert ein kompetentes Anwälte-Netzwerk. Die Kooperation mit dem VdK ermöglicht Mitgliedern die kostenlose Erstberatung.

Mitgliedsbeiträge und Spenden sind steuerlich absetzbar. Der Verein verfolgt ausschließlich und unmittelbar gemeinnützige Ziele. Er ist Mitglied im Paritätischen Wohlfahrtsverband, in der Bundesarbeitsgemeinschaft BAG Selbsthilfe sowie in der Arbeitsgemeinschaft der Selbsthilfegruppen DAG SHG.

Spendenkonto: Hamburger Sparkasse
BLZ 200 505 50, Konto 1275 123 345
IBAN:DE53 2005 0550 1275 1233 45, BIC: HASPDEHHXXX

Bundesgeschäftsstelle
Schillerstraße 31
64823 Groß-Umstadt
Tel. 06078-91750 94
Fax 06078-91750 96
E-Mail: geschaeftsstelle@borreliose-bund.de

Geschäftsführung
RA Jutta Hecker
Postfach 1205
64834 Münster
Tel. 06071-497 397
Fax 06071-497 398
E-Mail: info@borreliose-bund.de

Beratung
Tel. 01805-006935
Montag bis Donnerstag von 10.00 bis 12.30 Uhr
Montag + Freitag von 18.00 bis 20.00 Uhr
Samstag von 16.00 bis 18.00 Uhr
(Änderungen vorbehalten)

Im Forenbetrieb www.med1.de gibt es ein eigenes Borrelioseforum, das auch von Moderatoren des früheren Borreliose-Forums, bis 2012 die größte (virtuelle) Selbsthilfegruppe Europas, betreut wird. Weitere Online-Informationsmöglichkeiten liefern das Beratungs-Ticketsystem, Twitter und Facebook.

Die Homepage www.borreliose-bund.de enthält Wissenswertes und Aktuelles zum Lesen und Downloaden. Alle Links sind geprüft. Es ist unmöglich, Internet-Schrott und Falschinformationen von Unautorisierten einzubringen. Hier sind alle Borreliose-Selbsthilfegruppen nach Postleitzahlen geordnet zu finden und wann und wo sie sich treffen. Hier kann man auch die Zeitschriften BORRELIOSE WISSEN bestellen, online-spenden und einen Mitgliedsantrag ausdrucken.

Selbsthilfegruppen (SHG) und –vereine (SHV), Berater und Kontakter sind ehrenamtliche Initiativen überwiegend von Mitgliedern des Borreliose und FSME Bundes Deutschland e.v., aber auch nicht im Bund organisierten Einzelkämpfern und assoziierten Beratern. Sie bringen ihr Wissen und ihre Erfahrung aus eigener Betroffenheit, in bester Absicht und nach bestem Wissen ein. Sie ersetzen keinen Arztbesuch und sind als Privatpersonen nicht rund um die Uhr erreichbar. Feierabend und Wochenende sollten allen Anrufern heilig sein.

**Beratungsstellen im Ausland**

BELGIEN
E-Mail: lymenetbe@scarlet.be

DÄNEMARK
Patientforeningen Daninfekt
E-Mail: kontakt@daninfekt.de
www.borreliose.dk

FINNLAND
Suomen Lyme Borrelioosi
www.borrelioosi.net

FRANKREICH
France Lyme
E-Mail: bureau@francelyme.fr , www.francelyme.fr

Lyme sans frontières
E-Mail: associationlymesansfrontieres@gmail.com
www.associationlymesansfrontieres.com

GROSSBRITANNIEN
LDA Lyme Disease Action
E-Mail: Stella.Huyshe@lymediseaseaction.org.uk
www.lymediseaseaction.uk
LUXEMBOURG

Association Luxembourgeoise
Borrèliose de Lyme asbl
www.facebook.com/ALBLyme

NIEDERLANDE
Nederlandse Vereniging voor Lymepatienten
Stationsstraat 79 G, NL 3811 MH Amersfoort
www.lymevereniging.nl

ÖSTERREICH
im Neu-Entstehen

POLEN
Lymepoland
E-Mail: lymepoland@gmail.com, www.borelioza.org

RUMÄNIEN
im Entstehen

SCHWEDEN
Borreliose och FSME Patientförening
E-Mail: foreningen@borrelia-tbe.se, www.borrelia-tbe.se

SCHWEIZ
Liga für Zeckenkranke (LIZ)
3000 Bern
Tel. 076-3942558
E-Mail: info@zeckenliga.ch, www.zeckenliga.ch

SLOWAKEI
www.borelioza.sk

SLOWENIEN
www.borelioza.si

TSCHECHIEN
www.borelioza.cz

## Literatur

Von den Autoren erschienen bereits

# Borreliose – Zeckeninfektion mit Tarnkappe

Von Betroffenen für Betroffene, 6. komplett überarbeitete, erweiterte Auflage, 237 Seiten. Hirzel-Verlag Stuttgart, 2010, ISBN 978-3-7776-1798-5, 19,80 EUR. Im Buchhandel.

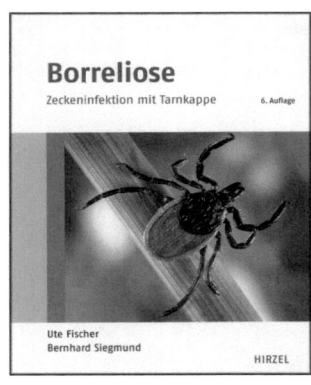

Aus dem Inhalt: Zecken und was man über sie wissen muss, Durch Zecken übertragene Krankheiten, Erste Hilfe und Risiken nach einem Zeckenstich, Symptome und Krankheitsverläufe, Fehl- und Verlegenheitsdiagnosen, Neuroborreliose, Spätborreliose, Borreliose in Schwangerschaft und Kindheit, Die Suche nach dem richtigen Arzt, Therapie und Nebenwirkungen, Gründe für Therapieversagen, Borreliose und Rehabilitation, Rechte und Ansprüche an Leistungsträger, Borreliose-Selbsthilfe. Dieses Buch, das mit Unterstützung von Ärzten entstand, soll Ärzten und Patienten helfen, die Tarnkappe zu lüften. Damit Betroffenen ein langer Leidensweg erspart bleibt.

### Borreliose-Jahrbuch 2006

150 Seiten, Verlag Books on Demand, Norderstedt, ISBN 3-8334-4306-5, 16,80 EUR. Nur noch antiquarisch.

### Borreliose-Jahrbuch 2007

180 Seiten, Verlag Books on Demand, Norderstedt, ISBN 978-3-8334-6800-1, 17,90 EUR. Nur noch antiquarisch

### Borreliose-Jahrbuch 2008

180 Seiten, Verlag Books on Demand, Norderstedt, ISBN 978-3-8370-0480-9, 17,90 EUR.. Nur noch bei den Autoren

Aus dem Inhalt: Der Schlüssel liegt im Immunsystem, und dachten, es sei Fibromyalgie, Fehlinterpretation von Laborbefunden, Neue Laborparameter, HLA-Bestimmung, Neuroborreliose trotz negativem Liquor, Gesunde Helfer im Darm, Therapie mit Enzymen, Warnung vor Storl, Therapiekontrolle, Weißes und gelbes Ceftriaxon, Zistrose, Samento, Tödliche Hitze für das Borrelia-Bakterium, Fatale Quelle falscher Laborergebnisse, Privatversicherte leben riskant, Borreliose-Qualitätszirkel, WHO warnt vor Verharmlosung, Leitlinien – höchst zweifelhafte Gebrauchsanweisungen, Der Schub, Zecken in Holland, Berufskrankheit, Prominente Borreliose-Opfer.

**Borreliose Jahrbuch 2009**
184 Seiten, Verlag Books on Demand, Norderstedt, ISBN 978-3-8370-6478-0, 17,90 EUR. Nur noch bei den Autoren

Aus dem Inhalt: Falsche Leitlinien, Psychische Störungen, Schlafapnoe, Antibiotika und Antibabypille, Wundermittel Zeolith, Zahnbeläge durch Metronidazol und Minocyclin, Nosoden statt Antibiotika, Neurogenerative Erkrankungen, Privatgutachten beim ärztlichen Behandlungsfehler, Versicherungslügen, Arzt- und Kliniksuche im Internet, Prominente Borrelioseopfer u.v.a.m.

**Borreliose Jahrbuch 2010**
184 Seiten, Verlag Books on Demand, Norderstedt, ISBN 978-3-8391-1668-5, 17,90 EUR.. Nur noch bei den Autoren

Aus dem Inhalt: Borrelien-PCR des Urins, Nervus vagus, Wehren macht alles noch schlimmer, Uralter Motor einer unerkannten Pandemie, Einmal durch die Hölle ins Glück, Heute bin ich fast gesund, Kinder ohne Chance auf ein gutes Leben, Borreliose und Depression, Borreliose beim Hund u.v.a.m.

# Literatur

**Borreliose Jahrbuch 2011**
184 Seiten, Verlag Books on Demand, Norderstedt, ISBN 978-3-8423-1908-0, 17,90 EUR.. Nur noch bei den Autoren

Aus dem Inhalt: Keine Spontanheilung, Angst vor dem B-Wort, Beweis für die Existenz der chronischen Lyme-Borreliose, Fehldiagnose Besenreiser, CXCL13 nicht Routine-Diagnostik, Marshall Protocol neuster Stand, Lyme-Cocktail nach Dr. Klinghardt, Welche Reha mit chronischer Borreliose, Aus dem Tagebuch eines Borreliose-Patienten u.v.a.m.

**Borreliose Jahrbuch 2012**
184 Seiten, Verlag Books on Demand, Norderstedt, bebildert, ISBN 978-3-8423-6527-8, 17,90 EUR. Nur bei den Autoren

Aus dem Inhalt: Diagnose vom Computer, Antikörper als Krankmacher, Referenzwerte, Laborwissen, Borreliose-Experten in Wuppertal und Konstanz, Depression, Wenn es keine Zecke war, Kultureller Erregernachweis, Differenzialdiagnosen, Demenz durch Zahninfektion, Bakterien schädigen Gene, Neue Zeckenkrankheit, Teuflische Experimente der Amerikaner, Der Schub, Eltern von Borreliose-Kindern, Gutachter-Mafia, Fachgleiche Begutachtung, Antibiotika in der Nutztierhaltung u.v.a.m.

**Borreliose Jahrbuch 2013**
120 Seiten, bebildert, Verlag Books on Demand, Norderstedt, ISBN 978-3-8482-2416-6, 12,90 EUR, Buchhandel..
Ab 12/2013 nur noch bei den Autoren

Aus dem Inhalt: Triggern Streptokokken Borrelien, Borreliose oder Depression, GBS oder Neuroborreliose, Robert Enke, Akupunktur bei Borreliose, Stammzellen in Indien, Spirochäten-Antigen im Gelenkknorpel, hier irrt der Richter, wie neutral sind Leitlinien-Autoren, Borrelien unter dem Laien-Mikroskop, neue Hypothese zu Parkinson, Patientengeschichten u.v.a.m.

**Borreliose-Jahrbuch 2014**
120 Seiten, bebildert, Verlag Books on Demand, Norderstedt.
ISBN 978-3-7322-5642-6. 12,90 EUR, Buchhandel,
Ab 12/2014 nur noch bei den Autoren

Aus dem Inhalt: Insulinpotenzierte Therapie der chronischen Borreliose, Biomedizin nach Dr. Rex, Fibromyalgie als Symptom der Borreliose, Kollektive Botschaft der Borreliose aus der Sicht der Homöopathie, Borreliose und Elektrosmog, von Borreliose zu ALS, Azithromycin-Gel als Soforthilfe, Wie Ärzte-Fortbildung gegen Patienten arbeitet, OLG München-Urteil zum Vorteil der Unfallversicherungen, Patientengeschichten u.v.a.m.

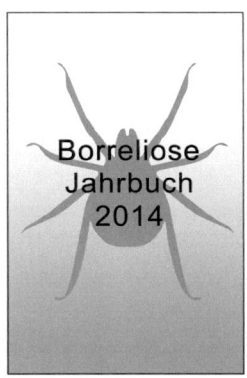

Borreliose Jahrbücher erscheinen immer Anfang Dezember des abgelaufenen Jahres.

**Folgende Bücher erweiterten unseren Horizont:**

Alex Peter, Borreliose – Hintergründe und Heilung, Edition Krannich, 2011.

Alex Peter, Borrelia Burgdorferi, Edition Krannich, 2010.

Bartens Werner, Das Ärztehasserbuch, Knaur, 2007.

Binnewies Günther, Borreliose A-Z, 2003.

Bode Thilo, Die Essensfälscher, S. Fischer, 2011.

Bolzano Klaus, Kranke Medizin, Goldegg Verlag, 2008.

Braden Gregg, Im Einklang mit der göttlichen Matrix, Koha, 2010.

# Literatur

Breidenbach Renate, Der Feind in meinem Körper, BOD, 2011.

Chenot Henri, Der Geheimcode der Gesundheit, Edition Altavilla, 2008.

Dehner-Rau Cornelia/ Harald Rau, Ängste verstehen und hinter sich lassen, Trias Verlag, 2007

Faulstich Joachim, Das heilende Bewusstsein, Verlag Knaur, 2006.

Faulstich Joachim, Das Innere Land, Verlag Knaur, 2006.

Faulstich Joachim, Das Geheimnis der Heilung, Verlag Knaur, 2010.

Gabel Hans-Peter, Die neue Seuche, 2010.

Grunert Peter, Wie wir uns vergiften, Trias, 2009.

Hammelmann/ Heinze, Anthroposophische Medizin, Haug, 2008.

Hartmann Fred, Zur Entstehung und Behandlung der Borreliose, 2011.

Hecker/Peuker/Steveling/Kluge, Handbuch Traditionelle Chinesische Medizin, Haug, 2003.

Hopf-Seidel Petra, Krank nach Zeckenstich, Verlag Knaur, 2008.

Hüsing Karl, Borreliose Krank nach Zeckenstich – Wege zur Heilung.

Huismans/Klemann, Langzeitbehandlung mit Antiinfektiva, Grin, 2008.

# Literatur

Karstädt Uwe, Entgiften statt vergiften, TAS London, 2009.

Kast Verena, Wenn wir uns versöhnen, Verlag Knaur, 2009.

Kehrer Jürgen, Fürchte dich nicht, Grafit, 2009.

Kreis Hans, Lebenskrisen als Chance zum Neubeginn, Verlag Knaur, 2007.

Kreis Hans, Die Kraft der Lebensvision, Verlag Knaur, 2007.

Lauterbach Karl, Der Zweiklassenstaat, Rowohlt, 2007.

Leiß Ottmar, Streifzüge durch ärztliche Welten, Die Graue Edition, 2009.

Mehlhorn Birgit und Heinz, Zecken auf dem Vormarsch, DUP, 2009.

Meyer Ernst-Albert, Natürliche Medikamente, Trias, 2005.

Michels Dina, Weiße Kittel – dunkle Geschäfte, Rowohlt, 2009.

Murray Polly, The Widening Circle, St. Martin`s Press, 1996.

Mutter Joachim, Gesund statt chronisch krank, 2009.

Nidiaye Safi, Selbstheilung ist möglich, Knaur, 2008.

Platsch Klaus-Dieter, Was heilt, Knaur, 2010.

Regelin Petra, Vital und beweglich ein Leben lang, Trias, 2007.

Sabersky Annette, Functional Food, Trias, 2008.

Satz Norbert, Klinik der Lyme-Borreliose, Verlag Huber, 2010.

Schrott Ernst, Weihrauch, Mosaik, 1998.

# Literatur

Servan-Schreiber David, Die Neue Medizin der Emotionen, Goldmann, 2006.

Standenat Sabine, Lerne, dich selbst zu lieben, Knaur, 2008.

Standenat Sabine, Wie Heilung geschieht, Knaur, 2011.

Thuile Christian, Magnetfeld-Therapie, Trias, 2002.

Urbon Barbara, Gesundes Wissen aus der Natur, Haug, 2007.

Wieczorek Thomas, Die verblödete Republik, Knaur, 2009.

Wiesenauer Markus, Homöopathie, Verlag Hirzel, 2008.

Wilhelmi de Toledo, Buchinger Heilfasten, Trias, 2006.

Wolf Elke, Verstehen Sie Arzt, Govi, 2009.

Zacharias Jutta, Lyme-Borreliose, BOD, 2008.